国医大师张志远临证70年经验录系列

国医大师
张志远

妇科讲稿

张志远 编著

中国健康传媒集团
中国医药科技出版社

内 容 提 要

中医妇科学包括产科在内，是研究女性生理现象、病理改变与防治的一门科学。本书为国医大师张志远教授关于妇科的讲稿，分为基础篇和临床篇，是张老上承家传师授，下积几十年临证、教学及科研实践经验之精华，内容丰富，切于实用，可供中医临床者参考使用。

图书在版编目（CIP）数据

国医大师张志远妇科讲稿 / 张志远编著 . — 北京：中国医药科技出版社，2018.6（2024.11重印）

（国医大师张志远临证 70 年经验录系列）

ISBN 978-7-5067-9917-1

Ⅰ.①国… Ⅱ.①张… Ⅲ.①妇科病—中医临床—经验—中国—现代 Ⅳ.①R271.1

中国版本图书馆 CIP 数据核字（2018）第 013193 号

美术编辑 陈君杞

版式设计 也 在

出版 **中国健康传媒集团** | 中国医药科技出版社

地址 北京市海淀区文慧园北路甲 22 号

邮编 100082

电话 发行：010—62227427 邮购：010—62236938

网址 www.cmstp.com

规格 710×1000mm $\frac{1}{16}$

印张 8

字数 114 千字

版次 2018 年 6 月第 1 版

印次 2024 年 11 月第 6 次印刷

印刷 大厂回族自治县彩虹印刷有限公司

经销 全国各地新华书店

书号 ISBN 978-7-5067-9917-1

定价 28.00 元

获取新书信息、投稿、为图书纠错，请扫码联系我们。

前言

　　这本小册子是在山东中医学院党委的关怀和指示之下，将近几年于山东医学院医疗系、济南中心医院、山东中医学院中医系、山东西医学习中医班、济南铁路局中心医院讲过的部分内容，加以汇聚并进一步通俗简化而成，其中医案部分已从每个病种之后摘出分印，不再作为附编。由于水平有限，缺点和错误在所难免，希望同志们批评指正，因其中涉及一些目前还不能公开的科技资料、实验药物、医疗数据，仅供内部参考，请勿翻印。

张志远

1978 年元月

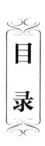

目 录

上篇　妇科基础

下篇　妇科临床

上篇 妇科基础

中医妇科学，包括产科在内，也名"女科"，承临床医学，是研究女性生理现象、病理改变与防治的一门学科。尤其是生理、保健、病理、治法方面。

第一章　生　理

　　中医学认识人体正常生理活动，是通过脏腑、经络、气血生理活动来实现的，脏腑、经络为体，气血为用，由于女子在藏象解剖学上有胞宫，生理现象上有月经、妊娠、分娩、乳婴，形成了性征与男子不同的特点。脏腑为化生气血之源，经络为运行气血通路，气血为月经、妊娠、分娩、乳婴的物质基础，而月经、妊娠、分娩、乳婴又是脏腑、经络、气血化生功能作用于胞宫的表现。

一、胞宫

　　胞宫一词，出自宋代巨著《圣济总录》，乃"奇恒之府"，《素问·五脏别论》名"女子胞"。其生理概念有两个涵义，广义泛指女性内生殖器，包括主性器官——子宫、卵巢（约一寸长，八分宽，三分厚，为小扁栗子或鸽蛋大灰白色的椭圆体，重5g左右，月经前较大，经后略小，怀孕后更大，年老经断后最小，成年之人凹凸不平。产生卵子，分泌性激素，即雌激素和孕激素），副性器官——输卵管（又名胞脉，长约四寸，如喇叭状，细如黄豆芽，妊娠时充血变长）；作用一是传宗接代：卵巢排卵，输卵管受精、运送，子宫内的着床。二是表现女子体形、容貌、音调、乳房的外观特征，月经来潮。狭义专指子宫而言。一般所说均系后者。

　　子宫之名最早见于《神农本草经》紫石英条，《灵枢·五脏论》谓之"子处"，位置在小腹正中，盆腔中央，居膀胱之后、直肠之前，下口接阴道，好似一个倒置的前后略扁的梨状体，大小与年龄及生育有关，成人子宫大小约7.5cm×5cm×2.5cm，习惯认为三寸长、二寸宽、一寸厚，为鸡蛋大，上端宽而游离，下端较窄，呈圆柱状。体重一两左右（平时约重 50g），腔内空隙长约 7cm，为扁平三角形，未婚者小，经产妇大，前后壁相互靠近。

子宫生理作用有两个方面，一为产生月经；二为孕育（受精卵多数植入在子宫内膜的前壁或后壁上，一部分细胞形成胚胎发育成胎儿，另一部分细胞形成胎膜、羊水、脐带、胎盘，为胎儿的附属物）和分娩胎儿。

子宫功能活动，除因脏腑、经络、气血影响外，主要是与冲任二脉有密切关系。月经来潮，受冲脉支配（与卵巢及其功能和子宫血管有关）；生男育女，受任脉支配（与内分泌——脑垂体、甲状腺、卵巢的功能有关）。女子在青春期，性功能接近成熟时，则冲脉出现周期性旺盛，血液下行，子宫内膜（表面的 4/5 发生周期性变化，称功能层，余下的 1/5 靠近子宫肌层的内膜，无周期性变化，为基底层。功能层是月经出血的发源地，孕卵种植的场所，每月更新一次）增生（月经期 7~14 天，持续约 8 天，毛细血管增加，小动脉弯曲，腺管由直管状变螺旋状，而且粗大，数目也多，充满了养料——糖原，内膜由 1mm 增至 4~5mm 厚）、分泌（月经期 15~24 天，持续约 9 天，脉管膨大、增加，更加弯曲，因大量黏液，伴有水肿，螺旋动脉的长度，增加到原来的 10 倍，内膜约有 6~8mm 厚，好比肥沃疏松的土壤，以适应孕卵着床）、坏死（月经期 24 天~来潮，由于血液中雌激素撤退，内膜停止增生，日渐枯萎、变小，腺体塌陷，血管被挤压而收缩，内膜缺血缺氧）、脱落（月经前数小时毛细血管和小动脉又突然扩张，破裂出血，在内膜层中形成分散的小血肿，会退化的子宫内膜功能层呈片状崩溃剥脱，破碎后随血流从阴道下来）、出血，通过阴道周期性排出，形成月经现象。冲脉之血下行子宫，又受任脉制约，任脉通调，才能血液充盈，从而化为月经，当月经来潮周期建立，即显示已经按时排卵（一般是 18 岁左右卵巢开始规律性排卵，往往两个卵巢交替排出），有了受孕的条件。故而唐·王冰注释《内经》时总结两句话，说是"冲为血海""任主胞胎"；《素问·上古天真论》云："二七天癸至，任脉通，太冲脉盛，月事以时下，故能有子。"

二、月经

月经为卵巢内分泌作用于子宫的标志，是子宫内膜萎缩脱落的出血现象，标示着一个性周期的终结。发育健康女子，13~16 岁内分泌、生殖器官发生重大变化，进入医学上人体的第三"生长高峰"（第一"生长高峰"在胎儿期至出生后 1 岁，计 1 年 9 个月；第二"生长高峰"为青春期），声调尖高，乳房渐渐隆起，胸廓、骨盆日益宽广，皮下脂肪增多（肩臀部明显丰满），有的性格表现为易喜、好怒、忧郁、善感，月经开始来潮（初潮前有一些先兆，双颊发红，乳房膨胀），城市较早，山区、高原、乡村较晚（西藏自治区当地妇女平均 17 岁），热带较早（12~15 岁），寒带较晚（14~17 岁），营养不良、感染、幼年患过重病者较晚。

在我国，不及 12 岁或超过 18 岁来潮的谓之早发月经和晚发月经，常与家族遗传有关。一般都是每月 1 次，平均 28~30 天，按时行经延续到50 岁左右为止（发育早、来潮早、未生育之人断经较早，生育过多者绝经可晚），称作"月经周期"。中间除妊娠、哺乳外，均比较规律，逐月来潮（个别女子在两次月经中间，周期的 12~16 天，偶发有少量出血现象，持续1~2 小时或 1~2 天，大都少于月经之量，并伴下腹部疼痛，谓之漏经——排卵期出血。属生理性，是卵泡破裂，雌激素水平暂时下降而致的撤退性出血）。为上下相差不超过 7 天，周期在 25~35 天之间，也属正常范围。其中部分人于月经初潮阶段，一二年内周期不准，2~3 个月或 4~6 个月行经一次，大多由于正在发育，卵巢中卵泡只成熟还不能破裂排卵，仅是卵巢分泌雌激素释放入血，使子宫内膜有增生期改变，血液内雌激素撤退时引发的出血。待肾精充盛性功能成熟、稳定之后，即可自行恢复，按月来潮。此外，也有身体无病，而月经两月一至的，《医宗金鉴》名"并月"；三月一至的，《脉经》名"居经"；一年一至的，名"避年"；终身不行经，定期仅觉腰痛或酸，甚至不表现任何症状，仍能受孕的（由于子宫内膜血管系统缺乏高度分化，内膜自行退化萎缩，并脱落出血，是人类的个别差异，哺乳动物的常见情况），《医宗金鉴》名"暗经"，尚有怀孕之后，依然定时来潮（可发生在妊娠前 3 个月，特点是血量少、流血时间短、血色淡，由于人绒毛膜促性腺激素不能使卵巢黄体转为妊娠黄体，卵巢功能继续活动；同时真蜕膜与包蜕膜没有完全吻合。3 个月后胎盘分泌大量的激素代替了卵巢，真蜕膜和包蜕膜已经吻合，月经情况即不再出现。但应排除先兆流产和葡萄胎等病理妊娠），并不影响胎儿的，谓之孕卵植入后出血，《脉经》名"激经"，也叫"垢胎"，《女科秘要》谓之"孕红"。这些差异都属生理上的，个别的排卵周期延长和特殊现象，必要时，可进一步检查，切莫盲目处理，习惯称作"异样人"。王孟英在参订《沈氏女科辑要》按语中说："有未及二七之年而经水已行者，有年逾花甲而月事不绝者，有无病而偶停数月者，有壮年而月信即断者，有带下过甚而经不行者，有数月一行者，有产后自乳而仍按月行经者，有一产而停经一二年者，禀赋不齐；不可以常理概也。"

月经来潮，周期长短是有差异的，真正按月准时而至者颇少，其中与人种、遗传、环境、地域、气候、寒热有密切关系，热带地区人周期均短，北极圈爱斯基摩人只在夏天行经，余时皆无。据相关文献统计，我国女性月经周期在 20~35 天之间的占 70% 以上。行经时间，一般 3~6 天（子宫壁上内膜功能层从不同部位先后分散脱落，只留下极薄的基底层，与血液一起流出，时间并不一致，约 2~4 天脱落完毕），最多 8 天（个别人月经干净后 2~3 天又来一次俗称"回头血"）。由于年龄、生活条件、健康状况、精神活动、情绪变化等，有时也会受到影响而发生改变。因此，行经时间为 2~9 天，仍属正常范围。40 岁之后，月经持续天数普遍逐渐缩短。月经比血液循环中的血含有较少的红细胞与较多的白细胞，通过阴道停留延长时间，颜色成暗红色，开始稍浅，中间逐渐加深，最后转为淡红色。经血内杂有子宫内膜，宫颈、输卵管黏液，脱落的阴道上皮细胞，细菌，外阴皮脂腺分泌物（血液仅占一半）。内膜中存在抗凝酶和其他纤维蛋白溶解系统的组织激活物较多，而不凝固（当量多时也可夹有血块）。肉眼观察不稀不稠，无特殊气味（略有腥味）。每次排出之量约 30~100ml，通常说 50ml（初潮太早或过迟，分娩或流产之后第一次月经量较多），一两或半小碗，1 天换纸 3~5 次，其量以第二、三天最多（前 3 天排出的月经占总量的 70%~80%），双子宫之人普遍月经量多，持续时间也久。周期来临或值行于经时，由于大脑皮层兴奋性降低，激素波动，内分泌改变，盆腔充血关系，可发生一系列不舒适感，表现为性情急躁，食欲不振，乳房作胀，下腹部垂坠，低位腰痛，倦怠嗜睡，厌恶房事，甚至尿量减少，眼睑、小腿水肿，皮肤出疹，鼻黏膜充血，呼吸不畅等，在便秘、站立过久后加重，谓之"月经来潮征象"和"伴随现象"。当经期过后，自行消失，多数女子均能适应，只有情况严重时，患者难以耐受，形成病态，转为"经前期紧张症"，影响到身体健康、工作与学习，则要给予相应的治疗。

月经的产生，为脏腑、经络、气血对胞宫的重要功能作用；周期变化，是女性特有的生理反应。

1. 与脏腑关系

张景岳认为："经水为水谷之精气，其深深而来，皆生化于脾，总统于心，受精于肝，宣布于肺，施泄于肾，以灌溉一身，上为乳汁，下归血海。"如此，在五脏中主要是肾、肝、脾对胞宫的影响最大。

（1）"人始生，先成精"。肾为先天之本，阴阳之根，主藏精气，是人体生长发育的动力。"精"为肾气的物质基础，"气"是肾精的功能体现。只有肾气旺盛，才能使天癸（肾中精气充盈的产物，促使性成熟的物质，与女性激素和促性腺激素有关）至，有生育能力。《素问·奇病论》云："胞脉者，系于肾。"天癸不仅可促使性成熟，胞宫生理功能出现而且也是维持月经、妊娠正常的重要物质。

（2）肝为藏血的器官，是"罢极之本"，人体之血除供给全身所需要外，皆储存于此。其有余部分，转入冲脉变为月经，起着调节血量的作用。

（3）"脾为胃行其津液"，脾系功能单位，它的作用，灌溉四旁，司运化水谷，分布精微，包括消化吸收、转输等功能，"营气入胃，浊气归心，淫精于脉"，将营气摄取的营养物质，上送心肺，化而为血，是化生血液的基础，属于间接产生月经的来源，有"后天之本"的说法。

2. 与气血关系

血的生成、统摄、运行，有赖于气的生化与调节，同时气又依附血来濡养，二者不可分离，相互为用，"气为血帅"，"血为气母"。气血协调，血海充盈，月经即可产生。《素问·经脉别论》云："中焦受气，取汁变化而赤是谓血"，"食气入胃，其纯津液之气归于心，入于脉，变赤而为血，血有余，则主于冲任而为月水"。

3. 与冲任二脉关系

在经络方面，与奇经八脉中的冲任二脉有直接关系。因为冲脉和任脉行于胞宫，"任脉通"，"太冲脉盛"，则子宫内膜发生变化，从增生、分泌，直至坏死、脱落、出血，才能形成月经现象。由于冲脉功能的旺盛、血海的满盈，具有一定的周期性，所以月经下行，均按时逐月来潮。

三、妊娠与分娩

女子发育接近成熟，有了生殖能力，通过性交，精子和卵细胞在输卵管相遇，精子之头部前端——顶体膨胀，分泌一种透明质酸酶，推开卵细胞表面放射冠，穿过透明带和细胞膜，进入卵细胞内，则可构成妊娠。精子先到输卵管中，受孕率高；卵细胞先到输卵管中，受孕率低。传统的说法："两神相抟，合而成形，常先身生。"怀孕后，《素问·奇病论》谓之"重身"，冲脉之血供养胚胎，月经停止来潮。

在妊娠过程中，除了每月不再行经外，在其他方面，也有一些改变，称为"妊娠征象"。一般是体温较高（口表测定早晨体温上升超过37℃，持续16天以上），白带增多。1~3个月，常有嗜睡、恶心、呕吐（以上占80%），唾液分泌增加，口中流涎的情况。晨起后头晕，喜食酸咸辣味（借此补充降低的胃酸，增进食欲，帮助消化）或清淡的食物（不致刺激胃气），厌吃油腻厚味，尿妊娠试验阳性（前夜少饮水，用起床第一次较浓的晨尿，含绒毛膜促性腺激素量多，易得正确的结果）。往往月经过期半月即呈阳性，少数 5 天也可出现，行经 2~3 个月阳性率高，稀释 100 倍左右始转阴性），子宫增大，牵扯膀胱向上，小便次数增加。

3 个月后，乳房逐渐膨大（乳腺增生），乳头发硬呈紫黑色，乳晕色素加深（有的在乳晕外另有一圈着色较浅的次晕），周围有褐色圆形颗粒（能分泌油性物质，有保护乳头的作用）突起，如尚在哺乳者，其乳汁明显减少；超声波检查，可有胎心、胎动波型及羊水平段。

超过 4 个月，指甲、毛发增长迅速，眼眶附近、前额、鼻尖、颊部、口的周围，黄褐色素沉着（与脑垂体、促黑素细胞扩张素分泌增多，皮肤细胞的色素分散有关），谓之"妊娠面罩"或蝴蝶样斑（胎儿生后仍不消退者，可以冬瓜瓤绞汁、揉玉兰花瓣外洗，并煎服蝉蜕，吃冬瓜子），有时面、颈、胸、背或肩胛、手腕等处发生蜘蛛痣（怀孕 2~6 个月发生，产后 2 个月内消失，与雌激素增多、肝细胞灭活作用相对减少有关，乃皮肤组织上小动脉扩张，细小血管向四周放散，扩张的中央小动脉高出于皮肤像蜘蛛的身体，向四周放散的细小血管，像蜘蛛的肢节）；"阴搏阳别"，手少阴脉动甚（个别人有见歇止脉的），脉搏显著滑数（心脏每分钟搏出量增加 30%~40%，在妊娠 7 个月左右比较突出）；孕妇颈项粗大（甲状腺比平时增大约 30%~40%），感觉腹内胎动，类似小鸟在手掌中鼓打翅膀（初孕者稍迟），于腹部正中线，并听到从胎背传出有节律的时钟滴答声（每分钟 120~160 次）的胎儿心音（体瘦之人比肥胖和羊水较多者明显），胎动时可听到胎儿肢体撞击子宫的"嘭隆"声；用手指轻轻触动胎体某一部分，能得到浮动有回弹的感觉，名"浮球"或"浮沉胎动"感（腹壁薄而松的经产妇，可在腹壁上见到胎动）；从乳房内可以挤出数滴淡黄色的乳汁，叫作"初乳"。

6 个月之后，外诊摸到胎头、胎背及小肢体；部分人呼吸急促，出现腿脚水肿，或因胎体已大和下降，压迫膀胱和直肠，引起尿意频数（胎头下降入盆使膀胱容积减小）与肠胀气、大便秘结（也和胃酸减少、胃肠蠕动变弱有关），属正常现象，一般不必治疗。妊娠早期食欲不振，进食减少，基础代谢略有下降（注意昆布、海藻有暂时降低基础代谢作用），中期以后由于母体子宫等部位的增大，胎盘的长成，胎儿的发育，基础代谢率逐渐上升（人参、麻黄、蜈蚣、牛蒡子、大量茶叶，有增强基础代谢作用）增至 10% 左右，到产后 6 周恢复正常。然个别女子切盼生育，还可造成"假性妊娠"，虽月经中止，腹部增大（脂肪沉积或肠内胀气），甚至泌乳，自感胎动（主动脉或肠蠕动），但无其他妊娠征象，要加以区别。至于分娩期的预算，目前仍旧沿用依据末次月经时间（来潮月日）减三（减不着加九）加减法，农历减三加十四法，遇周期延长或缩短时，则需予以相应的增减。

怀孕后的 28 天为一个妊娠月，称"产科月"。到 280 天（从卵细胞受精之日算起，约 260~270 天，从末次月经的第 1 天算起，则为 280 天）左右（实际月数为 9.5 个月），子宫血运不牢，异常膨大，能达 32cm（高）×24cm（宽）×22cm（厚），肌纤维比妊娠前宽 2~7 倍，增长 11 倍，重量可增加 25 倍，容量（平时能容 5~10ml）增加 400~500 倍（经产者平时子宫较重、稍大），撑得像个西瓜大小。宫底下降，分娩已将来临。正常分娩乃自然生理现象，是胎儿及其附属物从子宫内排出体外的过程，无任何痛苦，应消除顾虑，注意休息，保存精力。

产前 1~2 周，常有腰酸，下腹部坠胀感（多发生于夜间，卧床时，子宫不规则的收缩；小于 30 秒钟，次日活动消失），甚至腿麻筋转，谓之"产兆"。坠胀情况，越来越多，张力和频率增加，《达生篇》云："渐痛渐紧，一阵紧一阵，是正产，不必惊慌。"开始 10 分钟左右 1 次，持续 30~50 秒，逐渐加强，子宫口随之扩张。当外阴张开，会阴鼓出（会阴所受压力最大，能变得光亮发白，其薄如纸，为过紧或有外阴白斑、女阴干枯证，估计难免撕破时，可在胎头生出前、预先侧形切开）时，子宫口已开全（肛门检查摸不到宫口边缘，一寸左右长的经管消失，直径开至 10cm，子宫收缩持续可达 1 分钟以上，间歇缩短为 1~2 分钟），为本人手掌样宽（同身寸），肛门下坠（胎头下降，压迫直肠），产道窘迫（胀憋的感觉）。廷孔出水（破水）后，孕妇深吸气，闭住喉头，两腿往下蹬，颏贴胸部，手抓物紧握，并向上牵扯，如解大小便状（促进提肛肌收缩力），胎儿即行降生。此时子宫收缩，宫腔变小，由于胎盘（中医所说的胞衣，指胎盘内面包围胎儿的两层薄膜，外层的绒毛膜，内层的羊膜；胎盘的专名，叫胎元或紫河车）不会缩小，被折叠变形，因而与子宫壁附着物处发生错位性剥离，剥离处后有出血，形成血肿，子宫继续收缩，血肿膨胀，逐步增加其剥离面积，最后从子宫壁上脱落，胎儿娩出3~15分钟，胎盘也就随之下来（从下腹部上推子宫，娩出之脐带不再回缩，表示胎盘已完全剥离，此时轻压子宫底，胎盘即可娩出），整个分娩过程（从子宫表现规律性收缩，至胎儿及其附属物完全分娩出，谓之产程，初产者14~18小时，经产妇8~12小时。在3小时之内结束的，叫急产；超过24小时仍不生的，称滞产）便算结束，12天左右子宫颈口完全闭合（产后24小时其直径即缩小为3~5cm）。新产之后，子宫尚未复原，恶露易于停滞，在7日以内，可有轻度腹痛，乃系正常现象，俗名"儿枕痛"。经过40~50日适当休息，身体即可恢复以往的健康。

四、乳婴

哺乳，是女子特有的生理活动，于怀孕期间，乳房两球（因传统习惯，用右手执物，右侧胸肌发达，因而右侧乳房较左侧为大）逐渐发生变化，乳腺增生，乳头发大，易勃起为胎儿喂奶准备条件。分娩之后，每日由饮食摄取的营养物质，除了供给本身所需要外，一部分即转化成乳汁，以哺育婴儿（孕期胎盘分泌雌激素刺激乳腺管发育，孕激素刺激腺泡增生，有抑制脑垂体前叶分泌激素作用，虽乳房发育，但不分泌乳汁，产后胎盘娩出，脑垂体前叶的泌乳激素发挥作用，即泌出乳汁），对产妇来说，孩子吮吸乳头，可以增强子宫回缩，以利复原，减少恶露之量。中医学认为乳汁的化生过程，与冲任二脉生理活动改变有关，乃冲脉之血随阳明之气（冲脉隶属阳明）上行所化，清·陈梦雷认为："经水者，阴血也，属冲任二脉，上为乳汁，下为月水。"生产的女子在哺乳期间，一般月经停止不再来潮（个别尚有按月行经者，但在时间上常有后退现象）。或云："来源于水谷，谷气上归于心，化为血，变化为乳汁，若由冲任两经导引而下，则变化为月经，故此，在哺乳期间，谷气上行不得心火以化为血，而得肺金之化变为乳汁；断乳后，谷气复归于心，淫精于脉，脉气流经，则乳断而血旺，经水复行。"产后不哺乳的，月经2~3个月恢复，哺乳者约6个月至1年（大多数在6个月内不排卵，发育的卵泡中途闭锁退化），初产妇比经产之人来得为早，从怀孕、分娩到哺乳、断奶，大约需要两年的时间。

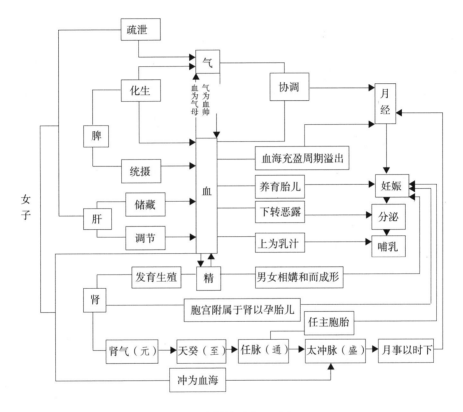

图1 女性特殊生理过程

第二章　保　健

中医学在古代倡议之"上工治未病""救其萌芽""虚邪贼风，避之有时""秽饭、馁肉、臭鱼，食之皆伤人"等理论，是世界上最早的"防患于未然，灭病于早发"的预防医学思想。由于女子身体构造、生理功能存在着许多和男子不同之处，因此为了贯彻"预防为主"的方针，不断提高广大妇女健康水平，应充分注意月经期、妊娠期、产褥期、乳婴期等个人卫生；患病、酒后、睡眠不足、过度疲劳时，都要克制性冲动，避免性行为，纠正长期性不良的便秘习惯（能引起盆腔慢性炎症、静脉充血，可致腰身酸痛、尿急、痛经、月经过多、白带淋漓、腹部下坠、性交作痛等症状），对预防和减少妇科疾病的发生，有重要意义。做到无病先防，有病早治，防微杜渐。在农村中广泛宣传"六调六不调"的工作安排。"经期调干不调湿（下水田、插秧、捕鱼、捞水草、赤足过河，或其他水湿作业），孕期调轻不调重、调伸不调弯、调低不调高，乳婴期调近不调远、调日不调夜。"工厂、机关单位，可建立月经卡片，记录每次月经的日期，便于早期发现妊娠、流产和月经不调等疾病。

一、月经期

月经为子宫内膜脱落引起的出血，是卵巢激素对子宫内膜周期性作用的结果。经期卫生，关系到青春至绝经阶段的所有妇女。来潮期间，一般不影响参加劳动，宜做较轻的体力工作，促进盆腔血液循环，经血外流通畅，减轻或消除腹胀、腰酸一类的情况。此时盆腔充血，子宫血流量增多，宫颈口较松弛微微张开，阴道中酸性杀菌黏液被冲淡，身体抵抗力下降，因内分泌的变化，情绪易于波动，常导致外邪、细菌入侵，发生生殖系统疾患。

1. 卫生

行经时，常有少量血液积于阴道，如月经垫或用纸不洁，细菌进入阴道，可在经血内吸取营养，大量繁殖并从子宫颈口上行子宫腔中，延及盆腔组织，引起阴道炎、宫颈炎、盆腔炎，发生阴痒、带下、下腹部疼痛、月经失调、不孕等症。应每天用温水（过凉易感冒，过热则引起血量增多）清洗外阴（外阴部皱褶常积有皮脂腺、汗腺的分泌物，细菌易于滋长）1次，切勿坐入水中。月经带血垢刺激皮肤，内裤勤洗勤换，在日光下晒干以达消毒目的（夏天中午暴晒1小时，春秋2~4小时，90%的细菌可被杀死），然后包好，置于通风处保存。垫子所用草纸，要干净柔软，吸水力强，以免擦伤外阴或大腿而感染发炎；若用布片，必须勤换、勤洗、勤晒，掌握三处理。

2. 禁忌

月经期精神容易波动；情绪不稳，又可影响月经。要避免精神刺激（大怒、惊恐、悲哀、抑郁等），剧烈活动（较大的体力劳动或体育活动，不仅盆腔充血，而且月经垫摩擦外阴皮肤），风寒外邪，潮湿场所（接触潮湿对人体热量散发最快，潮湿物的传热力为干燥者的23倍，因此穿潮湿衣服易着凉，汗脚易受冻伤），肠燥便秘（加剧盆腔充血），忌食生冷、酸涩、辛辣（烈酒、胡椒、咖喱、芥末）之物，禁止性交（通过刺激盆腔充血，血液循环过快，使行经期延长、血量增多，谓之"撞红证"），盆浴，游泳，拔草，淌水，割麦，插秧，久坐凉地，冷水洗头，濯足，阴道冲洗、上药和内诊检查。尽量不接触生产性毒物，如农药和铅、苯、汞等，减少对生殖器官的不良影响。大便后用纸要从前向后擦拭（外阴与肛门相近，最易被粪便中的致病菌污染）。否则易导致疾患丛生，从而出现周期改变（超前、延后、无定期的紊乱），经量异常（经期延长，缩短，血量过多，减少，崩漏出血），行经变态（闭经、痛经、经前乳房胀痛），以及各种带下病，影响劳动生产，甚至诱发癥瘕（前者指瘀血、结块、脓肿、肝脾肿大、腹腔肿瘤。后者指胃肠痉挛形成的胃蠕动波，肠环和神经官能症等，在妇科中，主要为生殖器的结核、肿瘤、瘀血、积水、蓄脓等），严重破坏身体健康。另外，在任何情况下，也不要忍尿不撒，以免膀胱胀大，时间久了，把子宫挤向后方，形成后位，引起腰酸、痛经、不孕、子宫脱垂等病理现象。

二、妊娠期

孕妇孕育一个新的生命，从无到有，从小到大，在生理与解剖上有不少变化，所以孕期保健工作直接关系到妊娠期间的身体健康，胎儿正常发育和分娩时母子的安全，乃落实预防为主的重要措施。产科学将整个妊娠过程分为三期，开始 3 个月为早期，中 4 个月为中期，7 个月以后为晚期。

1. 饮食

为了胎儿生长发育（指身体量和质的变化，前者为体重、身长、器官的增长，后者为器官、组织构造与技能的发展，分化及成熟），子宫、乳房增大需要，分娩和哺乳储藏养料。考虑到地方性的口味特点"南甜北咸，东辣西酸"的情况下，应摄取大量营养物质（妊娠 7 个月后，血液总量增加 30%，其中血浆约增加 40%，红细胞增加 20%），"谷肉果菜，食养尽之"，多吃各种植物油（其中所含维生素 E，能治疗不孕和预防流产），新鲜蔬菜，胡萝卜、番茄、橘子、枣子、南瓜、菠菜、葡萄、紫菜、柿饼、海带、牛奶、鸡蛋。木耳、蘑菇、瘦肉、骨髓、动物肝肾（注意女子月经前期和妊娠期，胆固醇含量均高于平日），鱼蚝、虾蟹、蚕豆、豆类制品（豆腐、豆浆、豆芽、糟乳、腐竹），含有丰富的蛋白质、钙（一个是足月胎儿，需钙 250g 左右），铁（女子因月经、妊娠、分娩、乳婴等关系，其需铁量为男子的 4 倍，在怀孕期间约有 400~500mg 铁输入胎儿体中），磷（胎儿骨骼和神经形成的必需物质）及维生素（动物实验表明，缺乏维生素饲料，可造成胎体唇、腭断裂，或其他先天性畸形）的食物，妊娠 4 个月后，适当吃一些硫酸亚铁、钙片、自制的骨粉，促进骨骼牙齿的生长，预防佝偻病。当营养缺乏严重时，可发生手足抽搐，贫血（血红蛋白在 80~110g/L 为轻度，60~80g/L 为中度，低于 60g/L 为重度）、夜盲、骨骼软化、麻木、疼痛等。尽量少用动物脂肪、刺激性东西，如肥肉、脂油、乳酪、芥末、椒粉、辣椒、浓茶、烟草、咖喱、烈酒；还有过甜的（易于恶心、影响食欲。但个别人食欲很大，重粮和糖类不要多吃，以防胎体吸收糖分过多，形成巨大胎儿，造成难产）、太咸的（引起水肿）食品。根据情况，最好每天勤晒日光（还能补充维生素 D）。而且也要注意"胃脘宿食不化"，肠胃泄泻不禁的发生。近年来发现大量使用化学药物，如抗癌药、抗菌药、中枢神经系统药，以及味精等均可令染色体断裂，致胎儿畸形。

2. 运动

怀孕期间，不应登高攀上（爬山、修屋顶、采伐树木）、涉险、举重、肩挑、拉牵、游泳、投掷，强力扭转，抱大孩子。凡赛球、拔河、跳栏、骑马、跑步、划船、舞蹈、推车、背篓、转碾、打谷、抬物、刨地、深井汲水、长途旅行等均不适宜，以防剧烈摇荡，颠簸的体力劳动，外伤猛然撞击腹部，胎盘早期剥离，其他积尿不撒，喷洒农药，也要避免。孕妇妊娠早期前 3 个月，胎盘组织尚未发育完善，晚期后两个月，子宫外口微开，已呈漏斗状，且可插入指尖，必须停行性生活，否则盆腔经常充血，过多地刺激阴道、子宫颈部，容易促使子宫收缩，胎盘剥离，引起流产和胎膜早破（沥浆生）发生早产，临产前若有性交，男子阴茎包皮下藏有细菌，危害性更大，可以导致产褥感染。由于襞黏膜增厚，水肿，抵抗力下降，要预防感染，骨盆各关节与韧带均略为松弛，耻骨联合呈轻度分裂现象，禁忌用冷水擦浴下身。预产期临近，切莫过服保胎药物，以免过期妊娠（超过预产期 2 周以上），届时不生，胎盘功能衰退。胎儿窘迫，甚至死在宫内，或因胎体骨骼钙化，增加分娩的困难。

3. 衣着及卫生

注意休息，睡眠充足，但不宜好逸贪睡，以免气滞造成难产。随着子宫的增大（妊娠前3个月似球状，以后为纵椭圆形），衣服力求宽阔、舒适，衬衫、背心太瘦会束缚胸部，影响血液循环，压迫乳房，不利于发育，乳头凹陷，腰带不要扎得太紧，限制胎儿活动，发生悬垂腹或胎位异常（胎儿不正应在妊娠8个月前先露部还未进入骨盆时予以纠正，一用膝胸卧式法。二用保产无忧散：当归、川芎、白芍、厚朴、艾叶、黄芪、荆芥穗、川贝母、菟丝子、枳壳、羌活、甘草、生姜、苏梗，也可单用当归、川芎、枳壳、车前子。3日1剂，连服5剂，可改变胎儿横位、臀位姿势。三用艾灸至阴穴，每次15分钟，1日2~3次，灸时平卧，解松裤带，排空膀胱，连续3~5天）。大小便保持通畅，不可经常积粪（胃肠张力下降，蠕动减弱，腹中胀气或便秘）、积尿（输尿管扩张，蠕动减弱，尿液易停，由于妊娠子宫向右旋转，右侧输尿管受压，可发生右侧肾盂肾炎），有碍子宫体升降。孕期出汗较多，白带也多，应定时洗澡，勤换内衣，清洁身体，促进周身血液循环和皮肤的排泄作用。8个月后最好站着淋浴（或擦身），不要坐于水中，切忌阴道冲洗，以免细菌侵入继发感染。分娩前2个月，尤其初孕期，宜用肥皂水多次擦浴乳头，抹上油脂，使之滋润，坚韧，经得住吮吸，不致产后哺育婴儿发生破裂。如有凹陷、扁平，可时常一手压乳房，一手轻轻向外牵拉，逐渐矫正过来。

4. 妊娠过程

胎儿逐月长大，子宫肌纤维增生、伸展（妊娠前半期以肌纤维增生为主，4个月后以肌纤维伸展为主）、血量增多（妊娠子宫内循环的血量比孕前要增加4~6倍），且富于水分，腹部日益膨出，孕妇必须挺起腰来，才能维持身体平衡（初孕尖腹，经产者悬垂腹。要注意骨盆狭窄）。否则，增加身前重量，走路跌仆，同时应穿合脚、低跟、厚底之鞋。在妊娠过程中，一般不宜提携、搬抬过重的物体，或长时蹲着，弯腰工作，以免胎位异常和过度疲劳。妊娠晚期，尽量少吃腌制的咸物，防止水肿，要少吃多餐，切忌乱服方药。如感觉头痛，头晕，胸闷，血压升高（应当与妊娠无关的高血压病，其发病率占我国总人口的3.4%~7.5%，加以区别），尿有蛋白，注意发生子痫，立即赴医院就诊，观察待产。腹隆过大，考虑多胎（双胎 1：80 次分娩，三胎 1：802 次分娩。临床所见，多为双胎。据统计，凡年龄在 35~39 岁，曾有 5~8 次的经产史，多胎妊娠的发生率高。世界上最多的为一胞七胎）。素有心脏病者，孕妇本人往往心力衰竭，还易发生早产和死胎。

5. 生产过程

在怀孕期间，3 个月内检查 1 次，4~6 个月每月检查 1 次，7~8 个月半月检查 1 次，9 个月之后，每周检查 1 次。若有剧烈腹痛或阴道流血等情况，要随时到医院诊治。要防子宫外孕，发生流产或早产。已属预产期，阴道流出血性黏液（见红，子宫颈变短，胎膜与子宫壁分离，毛细血管断裂所出之血和堵在子宫颈的分泌物形成的黏液脱离混合在一起被压出来，表示子宫口已开始伸展，24 小时左右就要分娩），一阵一阵腰坠腹痛（子宫有规律性收缩，腔内压力增加，迫使胎儿逐步下降），谓之产征，应送入医院。初产者宫颈口开张 4cm，经产妇 2cm，进行肥皂水灌肠（宫缩不太紧，先露部入盆，胎膜未破时），可刺激子宫收缩（一般初产妇从子宫规律性收缩到开大 2~3cm，时间较晚，平均 2~3 小时开大 1cm，超过 3cm 之后，进展较快，3 小时左右近于开全，但当开到 8~9cm 时，扩张速度又稍变快。约 1 小时后能开全）。清洁肠道，加速产程进展。开大 6cm 以上，羊水（细胞）向外突出。当初产妇宫颈开全，经产者开大超过 5cm，或廷孔（阴道）大量水液外流（破水，透明淡黄色杂有白色胎脂）：小星状物的液体，当孕妇所供之血，血浆的滤液和胎儿的尿液形成的碱性羊水，说明胎膜已破（常在宫颈开全时破裂，前羊水即流出 100~200ml）做好准备，以便接生。

三、产褥期

怀胎 9 个月以上，胎儿分娩，谓之足月分娩。胎儿生下 50 天左右，产妇全身器官（除乳房外），子宫回缩才能恢复原来非妊娠状态（年龄大，胎次多，手术产者较慢）称产褥期。其中以产后 2 周变化最大。由于分娩用力，子宫出血，产后哺乳，耗伤气血，机体抗病能力不足，尤以子宫腔内尚有较大的胎盘附着创面，直至 6 周（直径缩小为 1~2cm）到 8 周（完全状态），方可为新生的全部内膜所覆盖（其他非胎盘附着部分在 2 周左右即均为新生的内膜所修复），容易发生感染，转成病理现象，妇科疾患有很多来源于产后的处理失当，因而做好护理工作，是非常重要的。

1. 休息充足，营养饮食

分娩是一种强烈的体力活动，结束后十分疲劳，应立即睡眠。在 3 日之内，少接待亲友来访。吃易消化富于营养的食物，促进体力恢复，补充怀孕和临产时的消耗。凡辛辣之品和各种酒类饮料，尽可能不用，也要防止如《素问·痹论》所云"饮食自倍，肠胃乃伤"。两天之后，可起床适当活动，令全身气血流通，锻炼抵抗力（会阴有缝线者例外），加速生殖器官、盆底组织的复原，并逐日增加活动的时间和范围，避免蹲着洗衣、繁重工作，过度疲劳、提携重物，以防腰背酸痛，子宫脱垂，或影响子宫回缩，血管难以关闭，创伤面继续出血。一般产后 4 周中脉搏非常不稳，易因失眠、贫血、活动过多而加快转数。

2. 注意卫生，防止感染

在恶露期，每次温洗外阴（大腿根部能见到的部分）1 次，2~3 天擦身 1 次，禁忌盆浴。会阴垫要勤洗勤换，所需草纸放日光下暴晒 24 小时（或火烤）再用，防止水湿浸渍和细菌进入阴道。卧室内必须保暖，阳光充足，地面干燥，空气流通，夏天更不宜紧闭门窗，包头扎腿，以防高温下发生中暑。由于分娩过劳，气血亏损关系，产后两日内常有低热自汗的情况，一般不属于病态。若 3 天之后，依然发热，流出恶露有腐臭味，体温上升超过 38℃时，应考虑已经感染，迅速治疗。在此期间，子宫还未复原，创面没有结疤，绝对不能性交，不然，带入细菌，使恶露持久不停，导致严重后果。如子宫颈、阴道、会阴有伤口者，还要推迟到 5~6 天以远。

3. 保持二便通畅

分娩后鼓励产妇排空粪、尿，保持二便通畅，若胎儿生下 8 小时，产妇仍不能自解小便或超过 3 天还无大便，应施用针灸、药物利尿、低位灌肠，否则，尿液充满膀胱，直肠停留粪块，可造成子宫回缩不良，影响还原（子宫复旧主要由于肌纤维缺血，失掉营养，原浆自溶，变为糖原，蛋白分解物和脂肪被吸收到血液，再从小便排出，因而产后 1 周内尿中排氮量明显增加），出血过多，或恶露日久不止。

4. 子宫复原

胎儿降生，胎盘娩出，剥离面静脉破裂，通过肌纤维的收缩，血室被压关闭，迂回曲折，使血流受阻，血栓形成，出血迅速减少。子宫下降，局部血液供应递减，变为一个肌肉疙瘩，长约 15cm、宽 12cm、厚 8~10cm。第 1 天子宫底与肚脐相平，之后，每天下降一横指，至 14 天完全降入骨盆腔内，"叶落根藏"，在耻骨上就不易扪及，经过 50 天左右，肌纤维的胞浆蛋白减少，细胞缩小，即可恢复原来的大小形状。在此期间，如子宫底下降很慢，应考虑收缩无力，不能按时变小，把血管残端挤瘪，使之闭锁，易于出血过多（子宫肌层的肌束排列互相交错，有血管贯穿其间，子宫收缩时，血管被压迫，能有效地制止出血）。另方面也要注意仍有胎盘组织残留，还没全部下来，必须进行治疗，并让产妇以头发或葱白刺扫口内使之恶心骤然增加腹压，而排出。对居家分娩的产妇，可适期上门访视，第 1 周隔天 1 次，其后若无异常，改为 1 周 1 次。

四、乳婴期

产后 12~24 小时分泌黄色较稀乳汁，即可喂奶（如不催产或可能有颅脑损伤者，应推迟哺乳时间）。在 10 天之内初秘乳汁中，含有营养免疫的抗病成分（此种特异性抗体，牛羊较多，而人乳很少）且富于酶（淀粉酶、溶酶、脂肪酶较多）、脂肪（乳汁最后部分脂肪含量最高）、氨基酸、内分泌素、抗毒素、杀菌物质和多种盐类，又有清洁作用，清除黑褐或墨绿色的胎粪，对婴儿有利，不可随便挤掉，虽然量少，通过吸乳的动作，可以促进分泌。喂奶前洗手，以热毛巾把胸部擦干净，每次哺乳时间 15 分钟、

（吸奶没劲，或乳头太紧，可延长到 30 分钟），左右乳房各占一半（乳量的 1/2~1/3，在 5 分钟内已被吸去，时间过久，易吸入空气，引起呕吐或乳头发炎或破裂），3~4 小时 1 次。乳房过胀时，顺着乳腺导管的走行方向，从四周朝乳头挤压。吃饱后将孩子竖着抱起，轻拍背部，使胃内空气排出，以免吐奶。

婴儿长到 6 个月，要逐渐添加其他辅助食物，补充乳汁的不足，如豆浆、米糊、血类（鸡、鸭、猪、羊、牛血等）、奶糕、蛋乳、菜泥、肝、稀粥、藕粉、烂面、肉末、水泡饼干等，以适应生长发育的需要，学习咀嚼，锻炼牙齿（6~9 个月出牙），并为断奶做好准备。整个哺乳期不宜过长，1 年左右即可断奶，从时令上说，春秋季节为佳（因冬夏过寒过热，气候不宜，而且易得感冒和腹泻等病）。不然对母婴均不利，特别是母方身体衰弱，脱钙，发生软骨病，手足麻木，抽筋、腰腿痛；卵巢和子宫萎缩，引起闭经，盆底肌肉松弛，子宫脱垂。定时喂奶，以防婴儿消化不良，或哺乳为疲劳。经常用温水洗涤乳房，保持清洁和干燥。乳头痂皮较厚，可先涂上植物油使之软化，再用热肥皂水或清水洗净。乳头皮肤嫩薄，不让孩子含着睡觉，或在口中时间过长，以免破裂使细菌侵入而感染。哺乳时，两侧乳房要轮流吃空，防止积乳胀痛。乳汁分泌先后成分不同，初吸之乳脂肪低蛋白高，以后越吸脂肪越高、蛋白越低，最后脂肪含量能比初乳高 2~3 倍，应充分吃空利用。喂饱后，乳房仍有胀痛者，可将余乳挤掉，否则会使分泌减少。如发生红肿热痛与结块，应及时就医处理。另外还要注意某些药物常从乳汁中排出，如酒精、四环素、抗菌药、水杨酸盐、碘化物、可待因、番泻叶、阿托品。三溴合剂、吗啡、汞剂、奎宁、大黄、磺胺类、峻泻剂会使乳汁分泌减少，要考虑对婴儿健康的不利影响。乳头破裂，用玻璃乳罩套上，不让直接吮吸，造成胀痛，难以愈合。母亲饮水很少，乳汁太浓，或食入脂肪过多会使孩子腹泻绿便，且夹有奶瓣。在此期间，哺乳妇女普遍阴道黏膜菲薄，弹性较差，应避免粗暴的性交，以防后穹窿创伤流血。若在 8 个月内，乳汁显著减少，婴儿营养状况很差，头发上逆火稀疏直指向天，可能又行怀孕。

第三章 病 理

一、病因病机

妇科病理改变，在发病学上有两个方面，一为内伤，包括体质关系、精神因素；二是外邪，即外来影响，包括物理因素（风、寒、暑、湿、燥、火）、生物性（病原微生物及其毒素）、创伤性（分娩，手术器械，刮宫，组织擦破，断裂或细胞变性、坏死）、化学性（用腐蚀性较强、浓度较大的酸碱性溶液冲洗阴道，药物涂抹甚至栓塞）。

1. 体质关系

体质概念，表现在反应性上，禀赋素弱，免疫力低下，为产生病理变化的重要依据，好比种子与土壤，种子只有通过土壤才能发芽繁殖。前人断言："正气内存，邪不可干"，"风雨寒热，不得虚，邪不能独伤人"，所谓"邪之所凑，其气必虚"的易感性，乃即指此。《吕氏春秋》强调新陈代谢的作用，"用其新，弃其陈，腠理遂通，精气日新，邪气尽去，及其天年"。形成原因，约有两个方面：一系先天不足，发育不良；二为早婚、多产、乳众、大病、久病之后，肝、肾、脾三脏功能低下，或尚未完全恢复，气血化生之源不足，处于衰弱状态。在女性疾患中，常发生月经周期延后，血量减少，溢下白带，崩漏出血，流产、不孕、缺乳、恶露不止等症。

2. 精神因素

古人说过："闻言酢梅，口中水出，欲蹈悬崖，足心先楚"；"慕而涎垂，愧即汗出"。人的精神活动、思想状态，对疾病的发生发展也有一定关系，因而《内经》云："精神内守，病安从来。"中医学认为女子在外界环境各种刺激下的生理反应七情（反常的超过机体生理所能调节范围的喜、怒、忧、思、悲、恐、惊）变化中的扳机因素，以忧思怒为重点。若长期反复刺激，能影响机体健康，使脏腑经络气血功能失调，伤及冲任二脉，发生子宫、卵巢、输卵管、盆腔组织病理性损害，导致生殖系统的病态，出现各种症状。如情志不舒，肝气郁结，则气滞、血瘀、月经周期异常、闭经、痛经、经前乳房胀痛、乳汁不下。反之，由于月经周期异常、闭经、痛经、经前乳房胀痛，乳汁不下。又能影响患者情绪，令其改变，转向精神抑郁，急躁易怒，加重气滞血瘀的发展。惊恐过度，不仅闭经，还易流产。

3. 外来影响

影响脏腑、气血功能活动，冲任二脉损伤，在六淫（反常的自然物理因素包括生物因子在内的风、寒、暑、湿、燥、火）中最常见的感染因素，为寒、热、湿。女子以血为用，血遇寒行缓，过寒则凝聚阻塞不通，"天寒地冻，经水凝滞"，使月经周期延后，血量减少、闭经、痛经，北方寒冷地区严寒较长，户外活动很少，还易患软骨症，引起骨盆畸形（扁平、三角、怪状），分娩困难。血得热行速，热盛化火，则破血妄行，"天暑地热，经水沸腾"，出现月经周期超前，血量过多，甚至崩漏出血，伤胎流产、恶露不止。湿邪停留日久，导致带下现象，与寒相结，色白稀薄，与热相结，色黄黏稠，外阴禁中瘙痒，或者杂有血性赤色，怀孕之人，还会发生妊娠水肿。此外，原虫、细菌、病毒污染，房事不节（经期、妊娠早晚期、产褥、非时、粗暴、过度、违法性交等，也称伤丈夫），生育过多，跌打外伤等，更可造成生殖器炎症感染，月经周期紊乱、崩漏出血、子宫脱垂、不孕、子宫颈癌、流产和早产。

二、辨证与病

辨证是病机、诊断、临床表现的综合概括，它的涵义涉及病因、病理、病位、机体反应、发展过程、症状、体征（舌苔、脉象）等，比较全面地反映了人和疾病的实质。当致病因素作用于人体，脏腑功能失常，气血不调，冲任二脉损伤，可以影响全身，又突出表现于局部，随着女性生理特点，反映在生殖系统上，从而产生月经、带下、妊娠、产褥、杂病的特殊病理变化。所以在辨证与病方面，就和其他临床各科不同。其中最重要的一点就是"临病人，问所便"。

1. 月经疾患

月经病的分析方法，包括询问初潮年龄（早晚），月经周期（超前、延后），腹部感觉（痛与不痛，喜按与拒按），观察血量（多少），色泽（鲜红、紫亮、污暗），气味（腥臭）等。也可结合妇科实验室检查，进一步得出正确的诊断印象。一般说，凡月经初潮较晚，超过 18 岁始来者，与肾虚有关（如子宫发育小，则月经很少），个别人还有超过 20 岁不见月经，而于婚后来潮。周期超前，量多、色鲜或紫，质稠、味臭，多为实热；延后、量少（相对而言，气虚量多，血虚量少），色淡（或暗）、质稀、味腥，则属虚寒。腹胀，常系气滞，月经过后始痛，且喜按压，乃为血虚；来潮时刺痛或闪痛，按之则痛剧，块下痛减，是停有瘀血；下腹慢性隐痛，于经期前后加重，遇热则舒，并伴有腰酸情况，易见诸体质素弱、肾阳不足之人。其他因旅行、气候变化、工作过劳、学习紧张、情绪波动、患地方性甲状腺肿，能使月经来潮推迟。在极少见的情况下，住在寒冷地区，10 岁以前，月经即逐月来潮，第二性征（外观特征）明显发育，表现早熟，往往与卵巢、脑垂体、松果体生长肿瘤有一定的关系。

2. 带下疾病

月经来潮前、排卵时（两次月经中间）、妊娠期间，常有分泌物增多，从阴道流下，形成白带。一般量少，无特殊气味，乃生理自然现象。如在质、色、量上发生较大的改变，即属病理状态。傅山认为，由于"脾气之虚，肝气之郁，湿气之侵，热气之逼，肾气之亏"（孙崧樵《妇科辑要》云："白带由子宫分泌之后，随即流出，故色白。黄带乃分泌后停留未出，时间酝酿较久，故色黄。如牛乳和树胶之类初取出等色甚洁白，稍延时间未有不变黄色者，一经空气化学作用，其色立变。故曰黄带亦白带之证，其差在分泌时间与流出时间之迟速也。"），可供参考。带下一证，不是单纯的独立性之病，而是生殖系统因多种因素作用所表现的常见临床症状，其鉴别诊断包括色泽（白、黄、赤、青、黑）、数量（多少）、性状（稀稠黏脓）、净度（清澈、浑浊）、气味（腥臭）等方面。若带下白色、味腥、质稀、清澈似水，甚至形成血崩，多为虚寒之证，气陷不能固摄。色黄（或赤）、浑稠（或为脓样）、浑浊、味臭乃属热象。湿者质黏量多，易与寒热之邪相结合，偏寒则白，偏热则黄和赤，或黄赤相兼。如阴部瘙痒，带下黄绿或灰黄呈泡沫状，常系滴虫引起，白色类凝乳块，为霉菌性阴道炎，黄白黏液且伴腰痛，多属子宫颈糜烂。此外，所下分泌物清澈、黄红、间歇性地漏出阴道，注意输卵管癌；经常杂见异色，有血水或其中夹下烂肉样的腐烂坏死组织，臭不可闻，考虑子宫颈癌肿毒邪内溃已进入晚期。临床所见凡脓性、血性与炎症和肿瘤有直接关系，要予以相应的检查。妊娠晚期，黑色如果酱，且伴有基础体温下降，乳晕减退、口臭、腹中发凉（胚胎发育时，子宫内的温度高于阴道，妊娠终止后，子宫内的温度骤然下降，与阴道几乎相等）、子宫之大比妊娠月份小两个月等现象，可为未发觉的过期流产即胎死未下。

3. 妊娠疾患

追溯已往月经情况、停经时间，所见反应是孕是病，必须诊断清楚，否则误孕为病妄服药物，或误病为孕不加治疗，对患者都是有害的。孕妇停潮2个月左右，约有半数口味异增，身体思睡，晨起泛恶，甚至呕吐。脉搏稍浮，滑而有力（初孕妇体质较弱，可不现滑脉。而觉得迟脉连续搏击鼓指，亦是孕有孕的征象。有的左尺滑动为男，右尺滑动为女，然右手寸关尺三部弦大滑疾异乎寻常者，也生男）。妊娠4个月以上者，乳头之色转黑，腹部渐大，身体重心前移，腰背后挺，仰面而行，在怀孕期间常有胃中灼热、腰痛（腰椎适应重心自然前移，注意不要经常弯腰、屈髋、伸膝、久蹲、突然站立）、小腿痉挛、静脉曲张。如阴道时常出血，腹大迅速（有的在24小时内子宫底可上升2~3横指）超过妊娠月份，子宫颈如面团，卵巢特别增大（有的似儿头），尿妊娠试验强阳性（正常妊娠时，小便100倍稀释试验均呈阴性，葡萄胎虽经 200 倍以上的稀释，仍可为阳性反应），可能为葡萄胎（绒毛过度增生，间质水肿，变成膨大的水泡状，直径一般为 0.2~0.5cm，或更大相连成串）。脉来沉细虚而无力，突然阴道下血，防止流产。其他前置胎盘（与反复生育子宫内膜发生异常有关，以宫口开大两横指为准），胎盘早期剥离，妊娠合并子宫颈癌，子宫颈息肉，也有出血现象。到了晚期已近分娩，要仔细检查胎位（胎势和胎方位），触及子宫底部，如胎儿头圆且硬，可以推动，有浮球感，臀部、宽而软、不规则，能变形。一手平放，子宫之侧，另一手向下深压，平坦而硬如弓状，为胎儿背部，高低不平，又不一致，伴有滑动，为四肢（腹壁过厚，羊水过多者，不易摸清）。测量骨盆，尤其患软骨证或身材矮小低于 140cm，驼背、跛行、罗圈腿、脊柱前凸与侧弯、菱形窝不对称及大骨节病之人，常有骨盆狭窄和畸形，以免发生难产。当脉象较为浮数散乱或急促失去规律性，中指第三节两侧至指尖应手有脉搏动（子宫口越开，越向指端浮露）称离经脉，属临产现象。必须掌握《达生篇》指出的六字经验："睡（安卧静待）""忍痛（知道子宫阵缩为正常现象）""慢临盆（不宜过早上床）"。不可辗转反侧，捶背按腹，搂腰摇肚，或惊慌失措，大呼小叫，过扰产妇。只有顺其自然，才会"瓜熟蒂落""栗成自脱"。在子宫收缩力加强（腹中坠、胀、痛），持续时间转长，产道窘迫也随之加剧的情况下，则为胎儿即将娩出的征兆。

4. 产褥疾患

首先知道分娩情况，产程时间（如子宫收缩力弱或不规则，收缩时间短，间歇时间长，宫口扩张缓慢，产程过长，产后易大量或持续性出血，感染。胎儿压迫软产道过久，可引起局部坏死，并发膀胱阴道瘘和子宫颈坏死脱落），出血多少（一般 50~200ml，常为 150ml），胎盘整缺，小便有无，子宫回缩程度等。根据产后病理三大特点，一出血过多，冲任损伤，而致亡血伤津；二是瘀血内阻，气机不利；三感受外邪，或饮食所伤，以便采取措施，着手治疗。如恶露过多，超过 10 日仍不减少，颜色鲜红且有臭味，多属血热；量少，不及 5 天已经停止，下腹作痛，按之反剧，则系瘀血滞留，伴有发热，体温升高，还应想到产褥感染。个别人阴道流血长时不止，并且有低热的情况，尿妊娠试验强阳性，可能为绒毛膜上皮癌，甚至全身转移（一般先进入肺和阴道）。自觉阴道坠胀，有物掉出，为子宫脱垂。清代张路玉尚有产后三审之法，即先审小腹（下腹）痛与不痛，以辨恶露之有无（诊断积有瘀血与否、子宫的恢复情况——回缩程度和胎盘创伤面的愈合），次审大便通与不通，以验津液之盛衰（分娩耗阴伤血，肠道干枯，粪块硬结，影响子宫回缩还原），三审乳汁之行与不行和饮食之多少，以断胃气之强弱（观察营养状况，胃肠消化、吸收的能力）均可作临床辨证参考之用。另外《冷庐医话》引叶世芝诊产后脉的经验："如极大而无力，需防阳气浮散于外，如极微之脉，久久寻而得之，于指稍稍加力，按之至骨愈坚牢者，不可以认作虚寒。"这也很有价值。

三、治法

治法和辨证是治疗的依据，在理明法合的前提下，选方遣药，与对症下药的概念有本质的区别。由于人体受到地理环境、季节气候、生活条件的影响，体质存有差异，对药物的反应不同，而且病理机制、客观症状、辨证内容、变动不居，主次之间矛盾也可互相转化，因此要注意必先岁气勿伐天和，根据实际情况，采取相应的治疗方法。不能局限于"理必素问，法必三篇，药必本经"的过于规范圈子，前人所言"异中有同，多病一方，同中有异，一病多方"，充分说明了他的灵活性。正所谓者有气机触于外，巧生于内，手随心转，法从手出。苏南民间流传的谚语说"证对方，喝口汤，证不对方，一箩筐"是非常现实的。

中医学认为女子每月行经，并有妊娠、分娩、乳婴等生理活动，最易伤血，"有余于气，不足于血"（肝之藏血减少则肝气旺盛，故女子易动肝气）。在相当程度上是属于血的病理变态，治疗时应注意育阴养血，通常以四物汤（滋阴以熟地黄为主，补血以当归为主，养血以白芍为主，行血以川芎为主。《竹林女科》之四时用药，春加川芎，夏加白芍，秋加熟地，冬加当归，无甚意义）为基础（与生化汤、逍遥散称为妇科三大名方）进行加减，广泛衍化应用。《卫生家宝·产科备要》云："四物汤为妇女要药，无所不治，稍知药性者，皆可随病加减，治血方未有不本此汤因而增损以成者，近时名医有加香附子功用殊胜。"由于气血相互为用，如影随形，"血之与气，异名同类"，有协调反应的内在机制，处于依存关系，"运血者气也，守气者血也，气病则血不能独行，血病则气不能独化"，从动态平衡上也要重视气的影响。相士瀛说："人之一身，调气为上，治血次之。"戴原礼深有体会地举例说："经来腹痛，不来亦痛，皆血不调，欲调其血，先调其气。"气为血帅，血赖气行，气行则血行，气滞则血瘀，气逆则血上，气陷则血下，气伤则血耗，气虚则血脱，气乱则血妄行，气郁则血行不畅，可引起闭经、痛经、经行吐衄、月经增多、恶露不止、不孕、崩漏、月经周期紊乱、血量减少等。通过行气活血、降气下血、升气提血、补气摄血、益气养血、调气安血、顺气利血，以达到解决血病的目的，这一点是非常重要的，也是必须掌握的。如气虚而兼血瘀者，应于补气法中，佐以活血散瘀之品；血虚而兼气滞者，则在补血法中，配以行气开结的药物。另一方面，还要注意寒热并用，攻补兼施，药物之间的相互干扰，影响吸收，增加结合，阻断代谢（物质能量的转换，即分解与合成），妨碍排泄，有使作用下降的不利情况。越医赵晴初要求得更为严格，他说："煎药宜各药各铫，恐彼煎攻伐，此煎补益，此煎温热，彼煎清凉，有大相反者，譬如酒壶冲茶，虽不醉人，难免酒气也。"

临床所用：主要有10种治疗方法，以法统方，"是随证选方，非立方待病"。据方定药，方是抽象的，实际是由药物组成的。药物的应用，切忌局限于血热则芩、连、栀、柏，虚寒则艾、附、姜、桂的机械对号论。

（一）补气升陷法

本法适于中气不足、气虚下陷之先兆流产、恶露不止、崩漏出血、子宫脱垂等症，常用《脾胃论》补中益气汤：黄芪、党参、当归、白术、升麻、柴胡、陈皮、炙甘草。《景岳全书》举元煎：党参、白术、黄芪、升麻、炙甘草。重点药物有：党参、黄芪、白术、人参、升麻、千斤拔、棉花根、太子参、炙甘草。其中黄芪配升麻或柴胡，必须二味同用，仅取一味则不易获得较好的升举作用。

（二）养血调经法

本法适于阴虚血亏之月经周期延后、血量减少、闭经和胞宫发育不良（局部或全部发育不成熟）等症，常用所谓"血家百病此方通"的《和剂局方》四物汤：熟地、当归、白芍、川芎。重点药物有：熟地、当归、龙眼、阿胶、白芍、首乌、鸡血藤、胎盘、枸杞、红糖。以四物汤加温补肾阳之品，可调治虽有月经而无排卵现象。

（三）固阴止血法

本法适于血热妄行之月经周期超前、经量增多、崩漏出血、恶露不止等症，常用《傅青主女科》两地汤：生地、玄参、白芍、麦冬、地骨皮、阿胶；奇效四物汤：生地、白芍、当归、川芎、黄芩、艾叶、阿胶。重点药物有：生地、玄参、紫草、丹皮、犀角、白茅根、二冬、山茶花、地榆、阿胶、旱莲草、贯众、仙鹤草、知母、龟甲、女贞子、侧柏叶、炒槐米、柳荛、小蓟、马齿苋、苎麻根、万年青、青蒿子。

（四）健脾收带法

本法适于脾虚停湿之白带证，常用《傅青主女科》完带汤：党参、白术、山药、苍术、陈皮、柴胡、炒荆芥穗、车前子、炙甘草；《金匮要略》当归芍药散：当归、川芎、白芍、白术、茯苓、泽泻（此方还有矫正胎位、医治妊娠水肿的作用）；商品成药：白带丸。重点药物有：党参、二术、山药、花生米、碎米荠（白带草）、扁豆、乌贼骨、莲子、白果、芡实子；其他固涩收带者有：煅龙骨、椿樗白皮、赤石脂、禹余粮、灶心土。升发脾阳、宣散湿邪者有：白芷、葵花、荷叶、炒黑的荆芥穗、柴胡。利水者有：萆薢、猪苓、薏苡仁、茯苓。此外，木槿花、鸡冠花也是较好的止带药。

（五）疏肝理气法

本法适于肝郁气滞之月经周期紊乱、经前乳房胀痛、缺乳等症，常用

《和剂局方》逍遥散：当归、白芍、柴胡、白术、茯苓、甘草、薄荷、煨姜（子宫后屈性痛经加香附、蒲黄、五灵脂）；商品成药：下乳涌泉散。重点药物有：柴胡、玫瑰花、苏梗、腊梅花、橘叶、郁金、川楝子、素馨花、青皮、枳壳、佛手、香橼、乌药、木香、橘饼、芝麻根、路路通、合欢花、橘核、荔枝核、砂仁壳、瓜蒌、漏芦、厚朴花。

（六）活血散瘀法

瘀血为患，常表现红肿、疼痛、斑块、紫绀、出血（血不归经）、皮肤粗糙、精神狂躁等，活血散瘀法有止痛、通经、治风、透疹、解毒、消炎、化斑、除癥、镇静的作用。在妇科适于闭经、痛经、慢性盆腔炎、子宫外孕、产后儿枕痛等证，其他也可用诸崩漏出血、恶露不止。常用《素菴医要》红花桃仁煎：红花、丹参、桃仁、当归、川芎、香附、元胡、赤芍、生地、丹皮；《伤寒论》桃仁承气汤：桃仁、桂枝、芒硝、大黄、甘草。《验方》宫外孕汤1号：丹参、赤芍、桃仁、乳香、没药。《傅青主女科》生化汤：当归、川芎、炮姜、桃仁、甘草（初产后服之，不仅调节子宫收缩，缓解儿枕痛，还有促进乳汁分泌的作用）。重点药物有：红花、桃仁、川芎、元胡（醋浸炒后，发生化学反应，有效成分易于煎出，几乎可超过生者一倍的效能）、赤芍、丹参、乳香、没药、三棱、莪术、牛膝、苏木、桂枝（肉桂更好）、泽兰、益母草、大黄、山甲珠、王不留行。

（七）泻火利湿法

本法适于肝郁化火，湿热下注之阴痒、黄赤带下等症，常用《医宗金鉴》龙胆泻肝汤：龙胆草、黄芩、山栀、泽泻、木通、车前子、当归、生地、甘草；《傅青主女科》易黄汤：山药、芡实子、黄柏、白果、车前子。重点药物有：黄芩、黄连、黄柏、山栀、龙胆草、茵陈、苦参、车前子。

（八）清热解毒法

本法适于生殖系统之急性盆腔炎、产褥感染等症，其他黄赤带下也可应用。常用《验方》盆炎清热汤：银花、公英、赤芍、车前子、丹参、黄柏、川棟子；银翘红酱解毒汤：银花、连翘、红藤、败酱草、丹皮、山栀、赤芍、桃仁、元胡、薏苡仁、乳香、没药、川楝子；《医宗金鉴》五味消毒饮：银花、地丁、公英、野菊花、紫背天葵。并可直肠内保留灌注浓缩液 50~100ml。重点药物有：银花、野菊花、连翘、红藤、败酱草、地丁、公英、蚤休、山豆根、板蓝根、墓头回、土茯苓、白花蛇舌草、蕺芽、鸭跖草，其中均含有植物抗生素。通过调节体温而解热退热的药物，如柴胡、黄芩、茵陈、山栀、知母、黄连、青蒿、水牛角、紫草、石斛、淡竹叶等，也可酌情选用。

（九）温肾安胎法

本法适于肾虚不能固摄胎元之先兆流产或习惯性流产等症，常用《医学衷中参西录》寿胎丸：菟丝子、续断、桑寄生、阿胶；商品成药：泰山磐石散（人参、白术、茯苓、炙甘草、半夏、陈皮、生姜、木香、砂仁、大枣）。重点药物有：菟丝子、砂仁、覆盆子、杜仲、桑寄生、续断、胎盘、阿胶、益智仁、鱼鳔胶、补骨脂。其他温肾之品白术、石莲子、山药也是很好的安胎药。凡习惯性流产，经保胎治疗后，并无畸形，唯头发稀少、色黄，3 年后即转多变黑，符合"肾之合骨也，其荣发也"的论断，与"肾主黑色"，肾虚则"发泽变淡"是一致的。

（十）益冲助任法

本法适于冲任二脉受损，功能不足之闭经、不孕等症，其他月经周期延后、绝经前后诸证，也可根据情况应用。原则上，养肝益血药物，有补冲脉的作用，针对性较强者，以丹参、当归、川芎、龟甲、枸杞、女贞子、桑椹、坎炁、银耳、紫石英、肉苁蓉、鳖甲、山萸、阿胶、白芍、首乌、桑寄生、黄精、熟地为好；温肾助阳药物，有补任脉的作用，针对性较强者，以杜仲、鹿胎、蜂乳、鹿衔草、蛇床子、续断、蛤蚧、肉苁蓉、菟丝子、狗脊、冬虫夏草、当归、胎盘、鸡胚、肉桂、仙茅、鹿角胶、补骨脂、胡桃、益智仁、羊藿叶、巴戟天、鹿茸为好，常用《铃方》小温经汤：当归、肉桂、巴戟天、羊藿叶、仙茅、肉苁蓉、丹皮；《傅青主女科》养精种玉汤：熟地、当归、白芍、山萸；《沈氏尊生》温肾丸：熟地、生地、山黄、巴戟、当归、菟丝子、鹿茸、益智仁、杜仲、茯神、山药、续断、蛇床子。功能失调性子宫出血，血止后，调理恢复月经周期，投予补肾的药物，对无排卵型者，往往有排卵显现，阳虚用《景岳全书》右归丸：熟地、山萸、山药、枸杞、菟丝子、杜仲、鹿角胶、附子、肉桂、当归；阴虚用左归丸：熟地、山萸、山药、枸杞、菟丝子、龟甲胶、牛膝、鹿角胶。服药至月经周期前 3~5 天，改用活血 2 号方（当归、川芎、丹参、赤芍、桃仁、红花、香附、丹皮）有通经见血的效果。

四、备用药谱

妇科常用药物，是根据药物选择性能（药物本身具有的性质和人体在药物作用下发生的功能变化，一方面取材于药物的所含成分：①主要成分：也叫有效成分，为生物碱、挥发油、氨基酸、抗菌物质。②次要成分：也叫无效成分，如糖、淀粉、蛋白质、鞣质、维生素、脂肪、黏液、无机化合物。化学结构、物理性状——电解质、溶解度、熔点、原子团的特殊反应，中医学传统经验的四气——寒、热、温、凉。五味——酸：有机酸、鞣质；苦——生物碱、苷类、绿叶素、含镁化合物；甘——糖类、淀粉、脂肪、蛋白质；辛——辣素、挥发油；咸——盐类、矿物质，走入气血，升降浮沉，宣通归经；另一方面更以人体对药物反应的表现为重要依据，也就是人体生理活动，同药物作用二者结合的结果）采用的，取其作用较强，疗效显著，具有针对性的专业性"妇科药物"，以活血调经、塞流止崩、解毒止痒、行气镇痛、通乳消癥、催生种子、调理冲任二脉，治疗女子生殖器方面的疾患，从而使临床症状消失，恢复健康。所选药物，可内服、外上、坐浴、阴道填塞和保留灌肠。

（一）调经药

1. 活血类

用于月经后期、经量减少，母儿血型不合的习惯性流产，以血行不利为对象。计有当归、川芎、苏木、卷柏、丹参、桃仁、红花、赤芍、生地、木通、地龙、晚蚕沙、铁树叶、芦荟、牛蒡根、营实（蔷薇子）、䗪虫、土瓜根、瞿麦、桂枝、鸡内金、泽兰、牛膝、月季花、茜草、射干、美人蕉花、鸡血藤、益母草（或茺蔚子），其他柴胡、连翘大量使用，也有通经作用。

2. 破瘀类

用于闭经、陈旧性宫外孕、慢性盆腔炎，以积有瘀血、炎肿为对象。计有三棱、莪术、刘寄奴、干漆、凌霄花、水蛭、山甲珠、虻虫（服后可引起暴泻。药力已过，其泻自止）、急性子、马鞭草；促进子宫内膜充血者，有丹皮、大黄和破瘀药物之外的胎盘、甘草。

3. 解痛类

用于痛经、慢性盆腔炎、子宫外孕、脏器之间粘连、产后儿枕痛，以肝郁、气滞、血瘀、寒阻、经脉壅闭为对象。计有香附、郁金、八角茴香、姜黄、乌头、乳香、没药、炮姜、白胶香、荜澄茄、紫降香、蒲黄、山楂、牛膝、川楝子、乌药、檀香、白芍、青皮、川椒、艾叶、吴茱萸、小茴香、鬼箭羽、附子、九香虫、三七、琥珀、野荞麦根、王不留行、白芷、胡椒、血竭、细辛、木防己、罂粟壳、桂枝、丹参、甘松、荔枝核、橘核。抑制子宫收缩的药物，较明显者有当归（后入）、川芎（大量）、香附（收缩时更明显）、杜仲、元胡、五灵脂、甘草、白术、黄芩、秦艽、陈皮、苏梗、木香、升麻、柴胡。其中理气药在解痉作用上效果颇好。

（二）止崩药

1. 祛瘀生新类

用于崩漏出血、恶露不止、血道梗阻的淋漓型，以"宿血不去，新血不得归经"为对象，乃"郁陈则除之"法，计有三七、山羊血、茜草、蒲黄、红孩儿（薯莨）、檵木（根、叶、花）、花蕊石、肉苁蓉、石韦、白胶香、小蓟、贯众、大蓟、血竭、山楂、冬瓜子、代赭石、卷柏、鲜雄鸡血。

2. 固涩断流类

用于崩漏下脱、恶露不止、出血量多的暴下型，以急救稳定病情、预防虚脱为对象，即三段式中的塞流法。计有仙鹤草、旱莲草、地榆、艾叶、紫珠草、阿胶、藕节、黄明胶、马蹄甲、菟丝子、龙眼、鱼鳞胶、牛角腮、刺猬皮、百草霜、木耳、棕榈、乌贼骨、五倍子、三叶翻白草、侧柏叶、赤石脂、炒荆芥穗、槐米炭、金樱子根、白果、血余炭、白及、乌梅、莲房炭、五味子、鸡冠花、鱼鳔胶。

（三）止痒药

用于各种外阴瘙痒（以阴蒂、阴唇、阴道口、会阴部明显，甚至肛门、大腿内侧也可发生，古谓之阴蠹。吃刺激性食物、饮酒、被褥过暖增加局部充血时，则症状转剧）、阴道炎和外阴白斑，以栓塞、喷布、涂抹、熏洗、坐浴、冲用为主，痒症突出为对象。计有：皂角、青蒿、透骨草、蛇床子、紫荆皮（或花）、苍耳子、蜂房、五倍子、冰片、薄荷脑、松香、樟脑、艾叶、白蒺藜、硼砂、鹿衔草、覆盆子、炉甘石、羊藿叶、百部、藜芦、槐角、松叶、白鲜皮、雄黄、防风、荆芥、五味子、芝麻根、威灵仙、刺猬皮、土茯苓、苍术、补骨脂、萹蓄、豨莶草、青葙子、西河柳、鹤虱、地肤子、紫草、虎耳草、黄柏、芫荑、野菊花、乳香、小蓟、没药、旱莲草、楮叶、晚蚕沙、凌霄花、蜈蚣、全蝎、僵蚕、大枫子、地骨皮、射干、丁香、苦楝皮、夜交藤、五加皮、葎草、川椒、土荆皮、鸡血藤、艾叶、儿茶、石菖蒲、葫葱、蒜瓣子、徐长卿、鸡毛、五倍子、泽漆、铝制剂樟丹、官粉以及炼银渣密陀僧，也可慎重应用。

（四）消癥药

消癥疗法，能流通气血，推新致新，最早完整记载始于汉代张仲景《伤寒论》和《金匮要略》二书，用大黄、桂枝、桃仁、水蛭、虻虫、䗪虫、丹皮、芍药、蛴螬、鼠妇、紫葳（即苕，也名凌霄花）、蜂房、鳖甲、干漆等，应用范围非常广泛，适于临床各科。其作用原理：①扩张血管，增加血流量，解除供血不足状态。②促进新陈代谢，恢复神经营养。③缓解血管痉挛，改善血液循环。④降低血脂，消除渗透沉积在血管内膜的斑块。⑤减轻炎症反应，加速血肿吸收。⑥有抗肿瘤细胞的作用。在妇科方面的投予重点，主要用诸陈旧性宫外孕、慢性盆腔炎、卵巢囊肿、子宫肌瘤、恶性生殖系统癌。计有：肉桂、红娘子、赤芍、桃仁、丹参、红藤、紫参、鳖甲、鸡血藤、藤梨（猕猴桃根）、大戟、蜣螂、续随子、花粉、蝲蛄、两头尖、夜明砂、没药、琥珀、大黄、鬼箭羽、瓦楞子、鸡内金、海藻、山甲珠、干漆、三棱、莪术（破血之功三棱为优，行气之功莪术见长）、蜂房、马鞭草、芫花、阿魏、刘寄奴、水红花子、凌霄花、紫草。其他：山慈菇、木鳖子、僵蚕、斑蝥、硇砂、山豆根、马钱子、二丑等，可适用于癌症；抗肉芽肿和渗出作用，如柴胡（所含皂素抗炎作用与泼尼松相同）、肉桂、炮姜较好；软缩肝脾以丹参、泽兰、王不留行、地龙、鸡内金等为良；恶性葡萄胎与绒毛膜上皮癌还可试服马、驴之尿。

（五）催生药

用于分娩子宫收缩乏力，颈口开放不大，交骨不开（指耻骨联合不松弛、骶尾关节部活动不灵，盆骨下口难以张大），胎儿迟迟不能降生的难产，以气血不足、软产道不开为主要对象。传统用药，计有：黄芪、人参、当归（先煎或久煮）、川芎（小量）、百草霜、赤小豆、半夏曲、大黄、王不留行、五灵脂、云母石、车前子、白蒺藜、冬葵子、乳香、苏叶、白芷、肉桂、伏龙肝、滑石、蟹爪、火麻仁、海马、麝香、皂角、淡竹叶根（竹叶麦冬）、牛膝、海龙、血余、兔脑、柞木枝、蛇蜕之类；其他对子宫平滑肌有选择性兴奋作用的收缩药尚有：薏苡仁根、通草、红花、蟋蟀、夹竹桃、万年青、贯众、急性子、红孩儿、地榆、檵木、马齿苋、王不留行、常山、合欢皮、丹参、辛夷、五味子、川贝母、远志、吴茱萸、郁金、鹿茸、酸枣仁、鸡血藤、山楂、枳壳、蒲黄、姜黄、广地龙、荞芽、艾叶、灯笼草、透骨草（凤仙花茎）、黄药子、益母草（梗叶）、小蓟、枳实、皂刺、胎盘、常山、大蓟、夏枯草、棉花根皮、大青叶、合欢皮、沙苑子、麻黄根，外用蓖麻子贴足心，手握石蟹、石燕子等，也可供参考之用。代表性的方剂，有保产无忧散。

（六）下乳药

用于乳汁减少或中断，以郁滞性泌乳障碍为对象，计有：王不留行、无花果、木馒头（薜荔果）、鲫鱼、当归、山甲珠、漏芦、通草、木通、冬葵子、黄芪、白芷、茯苓、路路通、莴苣子、桔梗、三棱、两头尖、猪皮、土瓜根、鹿角、麦冬、花粉、僵蚕、皂角刺、瓜蒌仁、薄荷梗、鲜海蜇、蝼蛄虾、川贝、蟾蜍、海鲟蟹、丝瓜络（连子）、玉米须、芝麻、四叶参（奶参）、木瓜、章鱼（短蛸）、钟乳石、鲜虾、小球藻、白蒺藜、生南瓜子、绿豆、地龙、鲤鱼、猪蹄、牛蒡、小茴香、菱角、赤小豆、红孩儿、牡蛎、蒲公英叶、芫荽、荸荠、茭白、萱花根、锦鸡儿（金雀根）、白丁香、瞿麦、棉籽。促进乳腺发育者，有续断、胎盘。

（七）种子（广嗣）药

用于肾阳不足、任脉萎弱，性功能低下，以体虚不孕为对象。调理内分泌，促进性腺发育者，计有：鹿茸（有性激素作用，能促进卵泡发育）、坎炁、羊藿叶（有催情作用，兴奋、亢进性腺分泌的作用）、蜂乳（含有大量蛋白质、转化糖、脂肪、氨基酸、激素、酶、维生素等，对促进性腺发育有一定的作用）、炙甘草（刺激脑垂体分泌有类似肾上腺皮质激素样作用）、胎盘（有脑垂体分泌的作用，尤其所含的性激素"即雌激素、孕激素、促性腺激素"、肾上腺皮质激素、泌乳激素、生长激素等，有丰富的治疗作用）、熟附子、蛇床子（有类似性激素的作用）、人参、黄芪（有催情作用，类似性激素的作用）、石楠叶、蟾酥、啤酒花；传统用药还有：续断、紫石英、蛤蚧、胡桃仁、仙茅、肉苁蓉、鹿衔草、杜仲、巴戟、锁阳、海狗肾、起阳石、艾叶、覆盆子、桑螵蛸、蜻蜓、鹿胎、雀脑、海龙、冬虫夏草、肉桂、胡芦巴、补骨脂、沙虫干（海南岛产）、石硫黄。兼有阴虚现象，宜配合熟地（有类似肾上腺皮质激素样作用）、阿胶、龟甲、首乌（所含卵磷脂，为构成脑脊髓的重要成分之一，有类似肾上腺皮质激素样作用）、山萸、枸杞、海参、鲍鱼、黄精、当归（也入任脉，有抗维生素 E 缺乏症的作用）、五味子、哈士蟆油、旱莲草、女贞子等同用。

下篇

妇科临床

妇科疾患的传统分类，分为 5 个部分，计有月经病、带下病、妊娠病、产褥病与杂病，其中月经病、带下病、杂病属于妇科范围，而妊娠病、产褥病，则列入产科之中。重点表现症状，有周期改变、异常出血、各色溢液、阴痒、行经腹痛、癥瘕（包块）、经闭不来、早孕剧吐、缺乳、子宫脱垂和不孕等。

第四章 月经病

月经之名，始见于王叔和《脉经》，为女子周期性子宫出血的一种外在表现，像"月盈则亏"，习称"月信"，或名"月水"，以其每月来潮经常不变，谓之"月经"。这是生殖器官发育渐趋成熟的标志。从排出过程中，能反映生殖系统和全身健康情况。西医学认为与卵巢关系密切，卵巢激素一方面支持子宫内膜的周期性变化，另一方面接受脑垂体分泌的促性腺激素的调节，后者分泌的促性腺激素还受着卵巢激素的影响，卵巢和脑垂体之间统一又斗争，促进子宫内膜周期性变化而产生月经。脑垂体前叶促性腺激素的分泌，又受大脑皮质通过丘脑下部的神经中枢的控制；此外，甲状腺及肾上腺皮质分泌的激素，也直接或间接地与卵巢发生关系，如其中的某一环节有了问题，即可引起月经病来。少女初潮，周期往往延后，或停经3~5个月，若无其他症状，一二年内转向正常，不属病态。临床所见月经疾患，约有四个方面，一为周期失调，二为经量异常，三为临经变志，四为绝经前后诸证。

林珮琴说："妇科首重孕育，孕育先在调经。"月经病的辨证要点，从全身反应中，着重寒、热、虚、实；局部表现上，着重味、量、色、质。只有通过整体观察，才能得出正确的诊断印象。施治原则，重点在于调经治本，《女科经论》云："妇人有先病而后致经不调者，有因经不调而后生诸病者"，"如先因病而后经不调，当先治病，病去则经自调；若因经不调而后生病，当先调经，经调则病自除"。"必伏其所主"，"先其所因"，"治求其属"。

有人提议"往时兼治标；平时治在本"，是有道理的。如结核病引起的闭经，应以抗痨为主；崩漏导致的贫血，要以止血为先，就是临床例证。用药规律，在来潮前一般采取活血因势利导法，以促使子宫内膜脱落，投当归、丹参、红花、川芎、益母草之类；经后常感阴血不足，宜滋补肝肾，可选熟地、白芍、首乌、枸杞、女贞子等品，予以调理。

第一节　周期失调

月经周期性改变，为妇科疾患中最常见的一种，是女子生育期，也就是在行经年，除新婚、怀孕、哺乳、旅行、易地环境影响外，月经来潮时间从一向规律转为失常，包括先期、后期、先后无定期。至于因生殖器炎症或肿瘤所致者，则不属此类。

一、月经先期

月经周期缩短，超前 1 周以上（黄体形成后发育不健，持续时间短，一般在 11 天之内就开始萎缩），甚至 1 个月两潮，连续 3 次，称为先期，也叫月经频发。如仅提前 3~5 天，或只出现 1 次，无有其他不适感觉，均属正常范围。本证易与行经期延长、血量过多（经量超过 100ml，有的顺腿直流，持续时间 10 天以上，多于原来行经之量一倍，为黄体退化不全，子宫内膜不能迅速脱落，病理上属不规则的剥脱）合并发生。虽然在行经时夹有血块，乃肝郁气机不利，或其脱落的内膜未及时得到酶解，或开始化热过度黏稠所形成，切忌滥用破血药物。治疗宜于平时调理，经期投药，以免寒凉引起腹痛，温通活化太甚，使血量反增；在停潮 5 天之后，用药最佳。同时还要"调其饮食，适宜起居，澄心息虑"。

（一）血热型

[**病因病机**]　素有内热，精神意外激动；感受热邪；过食辛辣、油煎、熏烤、烹炸、耗阴食物和医源性温补肾阳、暖宫之药；突由寒冷新迁炎热

地区，还未适应环境，血受热邪所迫，引起妄行。傅山说："先期者，火气之冲。"

[**主要表现**] 量多质稠，色鲜，舌红唇干，颜面发热，脉滑或数而有力，无腹痛感觉，大多见于青年或壮年。

[**重点治疗**] 照《素问·六元正纪大论》"攻里不远寒"意，应清热泻火，以凉其血，用《医宗金鉴》芩连四物汤：生地五钱，川芎一钱，白芍三钱，当归一钱，黄芩四钱，黄连二钱；加山栀二钱。

以熟地、白芍养阴育液，当归补血，川芎和血。以四物汤为重，立足于补的基础上加黄芩、黄连、山栀凉血泻火。通过寒凉药物的配伍，能预防过寒阻断血流引起腹痛或月经愆期、量少，甚至闭经。同时芩、连、栀的凉性可抑制芎归香窜温通之气，使周期更加超前、经量增多。全方通过相反相成，既发挥调经作用，还为止血之效。

[**随症用药**] 腹胀加李时珍称赞的"气药之总司，妇科之主帅"香附三钱；眼部充血目珠红赤加丹皮三钱；头昏加白薇三钱；血量过多加地榆五钱，阿胶四钱；烦躁加女贞子三钱，旱莲草三钱；如月经量少，伴有吐衄的"倒经"现象，加大黄（五分～二钱）、牛膝，引血下行。

（二）气虚型

[**病因病机**] 患者偏食，营养不良；有慢性消耗性疾病；剧烈活动，劳倦过度；长期功能性低热，"壮火食气"，脾虚气陷，功能下降，不能统摄血液，冲任二脉不固，月经趋前下行。此型较血热先期为少。

[**主要表现**] 月经或多或少，血量不一，色淡，清稀如水，心荡气短，懒言乏力，面色㿠白，脉虚而弱，下腹部有空坠感。常为中年或以上之人。

[**重点治疗**] 辛甘化阳，健脾益气，有固经之功，根据"形归气""气生形""补气以救赢""滋血以养气"的理论，用《兰室秘藏》圣愈汤：熟地三钱，当归二钱，白芍二钱，川芎一钱，黄芪五钱，党参四钱，炙甘草二钱；加炒白术散三钱。

以四物固本，养耗失之血，黄芪升提下陷，与党参、炙甘草相配，补中益气。白术健脾，培化生气之源。在气血双补的情况下，采取举气的措施，从而达到摄血的目的。

［**随症用药**］ 量多不减，或"减不足言"，应收敛固涩，加煅龙骨五钱、牡蛎五钱；升提下陷之气加升麻二钱；还可配合服用商品成药归脾丸。

二、月经后期

月经周期延长退后 1 周以上（卵泡发育缓慢，排卵期推迟，周期随之延长），甚至 2 个月一潮，连续 3 次，称为后期，也叫月经稀发。如仅延后 3~5 天，或只出现 1 次，无有其他不适感觉，均属正常范围。本证易与行经期缩短、血量过少（经量少于 30ml，有的点滴即净，持续时间不足 2 天，少于原来行经之量一倍，为促卵泡激素分泌不足，卵泡很少发育，雌激素缺乏）合并发生。治疗宜在平时，行经期可加重活血通经之品，促其早愈。另外还有一种双侧多囊卵巢综合征，卵巢呈多囊性变化，表现月经后期，甚则闭经，以不孕、身上多毛为主症，应注意行气活血、化痰软坚，可用乌药、橘红、桃仁、红花、海藻、昆布、鳖甲、贝母、南星、夏枯草等药物。

（一）寒阻型

［**病因病机**］ 阳虚之体，行经之前过食生冷，冒雨涉水，感受寒凉；由炎热初迁寒冷地带，寒邪乘虚而入冲任二脉，血为寒阻，遇寒则凝。王清任说："如水遇风寒凝结成冰，冰成风寒已散。"盆腔血管过分收缩，月经临期不来。《万病回春》云："经水过期不来作痛者，血虚有寒也。"

［**主要表现**］ 经来量少，色暗，或为黑豆水，颜面青白，四肢不温，感觉下腹部发凉作痛，得热则减，舌苔白滑或灰黑而润，脉沉迟无力。

［**重点治疗**］ 按"气血者喜温而恶寒，寒则涩不能流，温则削而去之"的经验，用《景岳全书》大营煎：当归四钱，熟地三钱，枸杞三钱，炙甘草二钱，杜仲三钱，牛膝三钱，肉桂二钱；加月季花三钱，鹿角胶四钱。熟地滋阴，当归养血，杜仲温助肾阳，月季花通经，炙甘草益气、调和诸

药，牛膝引冲脉之血下行。其中肉桂一味，不仅温经散寒，兼可活血，用之恰当"如汤沃雪，邪阻遇之则化"。

[随症用药] 前人形容病邪居人体中的变化，在抵抗力不足的情况下，犹如"瓜寒于曝、油冷于煎、冰坚于水"，患者阳虚寒重，汗出怕冷加附子（凡神疲色㿠，脉微，肢冷，舌润，溲清便溏，出汗畏寒，为用附子的病候指征）三钱；腹痛拒按，时下紫黑血块，加失笑散（蒲黄、五灵脂各半，）三钱，以温化瘀血；如胸闷胁痛兼有气滞的情况，加鸡内金三钱、香附三钱、醋炒元胡三钱；腹胀较甚者，加厚朴二钱、木香二钱、乌药三钱、炮姜二钱、樟树子二钱。

（二）血虚型

[病因病机] 大病，久病，多产，延长哺乳期，大量或长期失血之后，阴血耗伤；营养条件较差；化生能力不足，血的生成减缓，影响月经的来源，血海不能按时满溢，延期不行。就诊者所见，与上型寒阻后期相比，约各占一半。

[主要表现] 量极少，点滴而止，或一见即无，面色萎黄，口唇无华，身体消瘦，皮肤不润，毛发憔悴，头晕眼花，心悸，舌淡，脉虚细，血下无块。也有少数者缺乏自觉症状，从月经初潮就表现延后情况，妇科检查往往子宫发育欠佳。

[重点治疗] 补血为主，兼以益气，用《景岳全书》小营煎：熟地五钱，当归三钱，白芍三钱，枸杞一两，山药三钱，炙甘草二钱；加党参三钱，鱼鳔胶三钱。以熟地、枸杞滋阴，当归、白芍养血，山药健脾，党参、炙甘草益气。鱼鳔胶一味既补阴血，也填虚固精。各药相互为伍，可奏"气动血生"之效。另外，按照欲降先升、欲通先补之理，也可配合服用商品成药归脾丸、人参养荣丸、胎盘糖衣片和岭南名产补养良品毛鸡酒。

[随症用药] 腰痛加阿胶。若因患热性病阴血严重亏耗所致者，应掌握"治从证转，药随病变"，用《景岳全书》一阴煎：生地五钱，熟地三钱，白芍三钱，麦冬三钱，丹参三钱，沙参三钱，知母三钱，牛膝三钱，

炙甘草二钱；加花粉三钱，石斛四钱。低热不退者，加白薇三钱、白薇三钱、地骨皮三钱。

三、月经先后无定期

月经不按周期来潮，或先或后，失去规律，没有一定时间，相差在1周以上，连续发生3次，称为先后无定期，也叫周期紊乱。拖延日久，任其发展，部分人影响受孕，而且可转成崩漏证中类似功能失调性子宫出血。注射促肾上腺皮质激素或在48岁前后月经将断之际，由于生理变化发生者，与此不同，切莫误治。

（一）肝郁型

[**病因病机**] 精神刺激，情志不畅，肝失条达，不能疏泄，"恐则气下"，"惊则气乱"，血随气行，气乱血无所统，冲任二脉功能改变，行经时间先后不定，从而发生紊乱状态。

[**主要表现**] 血量时多时少，行而不畅，精神抑郁，经前或适来时，乳房与下腹部胀痛，胸胁不舒，以嗳气为快，脉呈弦象。

[**重点治疗**] 调经肝为先，疏肝经自调。应掌握疏、柔、平、泄、降五法，本证宜疏中有养，开中兼调，恢复月经周期，用《和剂局方》逍遥散：当归二钱，白芍三钱，柴胡三钱，白术二钱，茯苓二钱，炙甘草一钱，薄荷五分，煨姜一钱。汲取《吴门治验录》的经验加合欢皮四钱、黄花菜五钱。以柴胡为主，与薄荷相配，疏肝解郁，使"木郁达之"，当归和血调经，白芍平肝柔刚泄阳，白术、茯苓健脾化湿促进运化，煨姜开胃，炙甘草乃点缀之品，可调和群药。俗云"合欢蠲忿，萱草忘忧"，虽为一时戏言，但二者在临床上对舒气散郁、宽中醒脾的作用，还是很有疗效的。

[**随症用药**] 时间日久，如舌红口干、脉象滑数，有化热的趋势，去煨姜加丹皮三钱、山栀三钱；经来下腹疼痛，血出不爽，加元胡三钱、桃仁三钱、红花三钱、益母草四钱。此方配伍加减，疏而不散，补而不滞，通而不伤，行而不窜，化而不破，有较为明显的治疗效果。

（二）肾虚型

[病因病机] 平时体弱，早婚，纵欲无度，生育太多，肾虚阴阳亏损，冲任二脉缺乏封藏作用，血海蓄溢失常，使月经下行错乱，不按周期来潮，通过观察，发病率低，少于肝郁先后无定期。

[主要表现] 月经量少，色淡质稀，腰酸如折，下肢无力，潮热耳鸣，夜尿较多，脉沉而弱，伴有白带症状。有的患者下腹部喜按，时欲以布包之。

[重点治疗] 温肾益阴，水中补火，遵赵献可学说，鼓舞"肾间动气"，助命门之火，好似灯中蒸烛，令焰光四射，转而走马，用商品成药桂附八味丸（六味地黄丸加肉桂、附子），每次三钱，一日两次，连服三个月经周期。行经、感冒、发热、呕吐、胸闷、咯痰困难时，停止应用。

[随症用药] 桂附八味丸也可改作汤剂饮用，方中五补（附子、肉桂、熟地、山萸、山药），三泻（丹皮、茯苓、泽泻）药物，虽有其配伍价值的"转化定律"内容，临床上仍应根据需要加减选用。为此，本证可去丹皮加入《本草纲目》所引《妇人明理论》赞为功比"四物"的丹参，在调经作用上，更为理想。倪朱谟《本草汇言》云："补血生血，功过归地，调血敛血，力堪芍药，逐瘀生新，性倍芎劳。"李时珍说："古人用补药，必兼泻邪，邪去则补药得力，一阖一阖，此乃玄妙。"泽泻"若久服则降令太过，清气不升，真阴汗耗"。泽泻一味有利水伤阴之弊，最好减掉。

第二节　经量异常

如发育到一定阶段，接近成熟（18岁以上，生殖器官发育良好，外观特征明显，月经来潮）与成熟（25岁），在正常情况下，若过多过少（民间的计量以一天换纸6次为多，连两层纸都湿不透为少），或发生崩漏现象，即为经量异常。

崩漏（附：功能失调性子宫出血）

崩漏为女子不在月经期子宫非常性出血的表现症状，概括了各种的子宫出血病，而主要的是指功能失调（也称不良）性无排卵型子宫出血。唐容川《血证论》中说："崩漏者，非经期而下血之谓也，少者名为漏下，多者名为血崩。行经而去血过多，如水之流不能止者，亦是血崩。"崩是形容量多来势急骤，如山之崩，暴下为涌，又名崩中；漏是形容量少出血较缓，如器之漏，淋漓不断，也称漏下。二者病势不同，其因则一。只崩不止，气血耗伤，或经过止血处理，能够转变为漏，漏下日久，病情发展，也可以转化成崩。子宫内膜创面长时间敞着，颈口不能关闭，最易导致炎症感染。另外还有一种血管异常性子宫出血，有月经过多和急性出血的症状，常发生于流产或分娩之后（要与胎盘息肉、子宫复旧不全、绒毛膜上皮癌区别开来），也属崩漏范围，一般止血方法大多不易奏效，治疗颇为困难，必要时，可行子宫切除术。

功能失调性子宫出血，在中医学中属于崩漏范畴，通过检查，全身或局部生殖器官无明显的器质性（炎症、息肉、肿瘤、损伤、流产、病理妊娠、血液病、高血压、心血管系统心脏代偿功能不全和慢性静脉充血等疾患）变化，排除不规则应用避孕药，如内分泌紊乱、卵巢功能失调所引起。一是有排卵型子宫出血，为子宫内膜剥脱不一致，卵泡成熟破裂，卵子排出，病变在黄体，子宫内膜不能在短期内全部脱落，形成脱落不全；二是无排卵型子宫出血，为子宫内膜高度增生过长，无分泌期，虽然卵泡发育，甚至成熟，并不破裂，泡内蓄积大量的雌激素，刺激子宫内膜持续增生，当卵泡衰退时，雌激素水平突然下降，内膜失去了支持，即坏死脱落下来。前者月经周期多无变化，基础体温呈双相型（然后半期上升时间缩短或下降缓慢），仅提前（短于21天）来潮（卵巢黄体发育不健全，形成较慢，成熟不好，持续时间过短，孕激素分泌减少，过早退化），或经期过长（卵巢黄体萎缩不全时，持续存在，不断分泌少量孕激素，退化时间延长，月经10~20天方止），血量增加（出血量可达500~600ml），常见于中年不孕女子或产后和流产之后的人，中医学把它列入月经先期血量过多中；后者在发病前先有短期行经，一旦来潮血量特多，出血时间长短不一，甚至可达1个月之久（行经时间越长，血量越多，持续越久），中止一段时间，再次发作，卵泡闭锁不破，持续分泌雌激素，不形成黄体，无腹痛现象，基础体温呈单相型（孕激素有升高体温和促使血管收缩、散热减少的作用，能上升0.3~0.5℃，称双相型；如无变化，则为单相型），卵巢轻度增大，常见于青春期（13~18岁）卵巢发育尚未成熟排卵功能还未稳定建立的少女，特别进入更年期阶段，卵巢功能趋向衰竭，排卵停止，黄体不能形成的老妇（40~50岁），发病率高，最为多见，有早在12岁和迟至54岁仍行发生的。功能失调性子宫出血，内诊检查：子宫充血、较软，体积稍增大，像早期妊娠一样。易在精神因素、环境改变、过度劳累的影响下而诱发。严重者伴有贫血症状，贫血又可引起功能失常，进一步加重子宫出血，从而相互影响，造成恶性循环，直接威胁身体健康。治疗时前人对暴崩之证宜补摄、久漏之证应清通，不可死于句下而犯其经验主义。

（一）热邪入血型

[病因病机] 阳盛之体，过食辛辣、香燥走窜药物；久处高温环境，感受热邪；大怒不已，忿而伤肝，肝郁化火损及冲任二脉，《素问·阴阳别论》云："阴虚阳搏谓之崩。"在功能失调性无排卵型子宫出血中，约占半数以上，多见于发病初期。

[主要表现] 无周期性，一般出血量多，质稠，明亮，其色深红（或紫），舌绛面赤，烦躁失眠，其则头昏。口渴欲饮，尿少，大便干燥，脉滑而数。

[重点治疗] 壮水制火，滋阴凉血，且及保本之治，傅山说："止涩之品，虽能取效一时，恐随止随发，不能独用，必须于补阴之中，行止崩之法。"用其所制两地汤：生地八钱，地骨皮五钱，玄参三钱，白芍三钱，麦冬三钱，阿胶五钱。以生地、地骨皮清血中伏火，玄参、麦冬增液生津，白芍、阿胶补血养阴。根据前人的临床经验，崩中一证"热随血泄"，虽有

实热也变虚火的道理，血出大下，要补阴益水以退火源，大施"苦寒折火"之法，能伐"生生之气"最好不用。本汤如嫌其药力不足，还可增入相传竹林寺僧静光、雪岩、轮印三禅师常用之石斛五钱、侧柏叶八钱、莲房炭三钱。为了通行滋腻药物的呆滞，矫正寒凉过多可伤阳起见，酌情加入少许艾叶（五分～二钱）也是颇好的。本方酌入少量当归、艾叶不仅养血，行滋腻药物之滞，而且还可矫正寒凉"过伤"之弊。

[随症用药] 出血较多，心慌无力，加万年青（叶、根均可）五钱；有发热现象，加丹皮三钱、青蒿三钱；阴伤，阳冒上腾，头晕耳鸣，从叶香岩学说，"留得一分自家之血，即减一分上升之火"，加女贞子四钱、旱莲草五钱、五味子二钱、龟甲一两。促进子宫收缩，以利止血，加贯众八钱、马齿苋一两。民间食物疗法，吃大量新鲜芹菜、小蓟、荠菜、淡菜（海虹）、河蚌之肉，也可取得相辅的效果。

（二）脾虚气陷型

[病因病机] 剧烈活动，思虑过度，饮食不节，早婚，多产，久病健康未复，脾脏受损，中气下陷，不能摄血；大病失血之后，气随血脱；也可为上环（一般在 3 个月内月经量多，但不会超过原来之量的一倍）、结扎月经过多和他种功能失调性排卵型或无排卵型子宫出血日久脾不能统，冲任不固的最后转归。

[主要表现] 血突然而下，或淋漓不止，色浅质稀，食少便溏，四肢倦怠，心慌，面色㿠白，嗜睡多眠，血压偏低，舌淡无苔，稍动即汗，甚则气喘。脉微细，手指爪甲床面脱去红润的光泽。

[重点治疗] 健脾、举阳、升陷，以补为用，以收为治，按前人所说"血脱益气"，"有形之血不能速生，无形之气应当急固"；"非升即举"；李东垣的经验"下血证须用四君子补气药收功"。用《景岳全书》举元煎：党参五钱，黄芪五钱，白术四钱，升麻二钱，炙甘草三钱；加龙眼肉一两，黄明胶五钱，仙鹤草六钱。以党参、白术、炙甘草温助脾阳补中益气，黄芪、升麻举气升提下陷，仙鹤草、龙眼肉止血且有补气养血的作用。有条

件者并以乌骨鸡、墨鱼、猪蹄、银耳、冰糖等煮服作为食饵疗法。在治疗过程中，虽然"因衰而彰"，也要继续应用6~10剂。血仍不止，还可加入炒黑的荆芥穗三钱。

[配合针刺] 针刺断红穴（二三掌骨指端下一寸），留针20分钟。李梴说："凡病药之不及，针之不到，必须灸之。"再加艾灸5分钟，以调整机体的应激（兴奋性）能力，服用商品成药魏夫人震灵丹（禹余粮、赤石脂、紫石英、代赭石、五灵脂、乳香、没药、朱砂，米粉糊丸）每次三钱，一日两次。还可酌饮叶香岩曾用浙江萧山竹林寺所传鸭血酒（白鸭血调热黄酒）。

（三）血道梗阻型

[病因病机] 因为行经、流产、分娩余血未尽，《千金方》云："瘀结占据血室"；产后恶露未断即行性交，瘀血滞留，影响新血运行，使之不能归经，从旁穿越而出，习称"血失故道"。临床所见，在崩漏证中，多数局部器质性病变，常和感染引起的炎症性盆腔瘀血相符合，也常见于功能失调性子宫出血合并盆腔炎，子宫内膜炎向深层发展，子宫收缩不良，长期出血不止。其他还有子宫间质性或黏膜下肌瘤（生于子宫颈部或前壁者，压迫膀胱，有尿频、尿潴留的症状；生于后壁者，压迫直肠，可引起便秘），"妇人宿有癥病，漏下不止"等所致。

[主要表现] 血出淋漓，时下时止，一月三五次，断而又来，其色紫暗，有块。下腹部疼痛，不喜触摸，血块排出后即可缓解。脉象沉弦或涩。诊断时，应与输卵管流产或破裂发生的阴道不规则的流血相鉴别。

[重点治疗] 正本清源，"留者攻之"，寓攻于补，存补于攻，引血归经，用《和剂局方》四物汤：当归三钱，川芎三钱，白芍一钱，熟地三钱；加蒲黄三钱，五灵脂三钱，花蕊石四钱，山楂一两。以四物调经和血，蒲黄、五灵脂活血止痛，山楂、花蕊石二味通过化瘀作用促进新血运行，重返故道。临床时，也可配合服用商品成药慈航丹（当归、川芎、香附、红花、益母草、黄酒、童便蒸制为丸）和少腹逐瘀丸（即少腹逐瘀汤的药料）。

[民间单方] 辛辣味较大的辣椒根五钱（鲜者一两），鸡脚2~4只，水

煎，每日 1 剂，分 2 次服。血止后，继用 5~10 剂，以巩固疗效。

（四）调整月经周期

1. 人工周期疗法

中医运用调气血、补肝肾、养冲任二脉的方法，结合月经周期卵巢变化四个阶段的特点，试行中药人工周期，治疗功能失调性反复发作的子宫出血或不孕症，通过实践，能取得较好的效果。也可和少量雌激素一同应用。

（1）月经来潮 5~11 天，用促卵泡成熟和剂：当归、山药、肉苁蓉、菟丝子、首乌、熟地、女贞子、旱莲草、党参、白术、白芍各三钱，柴胡、川芎各一钱。每日 1 剂，连服 4~6 剂。

（2）月经来潮 12~17 天，用促排卵和剂：当归、丹参、赤芍、泽兰、茺蔚子、红花、熟地、枸杞、胎盘粉（冲）、仙茅、羊藿叶各三钱，香附二钱。每日 1 剂，连服 3~5 剂。

（3）月经来潮 18~24 天，用黄体健全合剂：丹参、枸杞、女贞子、旱莲草、续断、菟丝子、肉苁蓉、当归、龟甲、山药各三钱，川芎一钱。每日 1 剂，连服 4~6 剂。同时还可配合针灸，对有一定雌激素水平的人，于月经来潮 14~17 这 4 天，每日扎针 1 次，以刺激排卵；穴位宜选取双侧三阴交、子宫、关元、中极，行中等刺激，并留针 30 分钟。无排卵型子宫出血，要坚持服药，一直到月经来潮。

（4）月经来潮 25~30 天，用子宫内膜脱落合剂：赤芍、泽兰、茺蔚子、丹参各三钱，当归、香附、茯苓各两钱。每日 1 剂，连服 3~5 剂。无排卵型者，来潮后应用，到血停为止。

2. 传统辨证论治

对崩漏证的处理，"止血易，复原难"，根据不同情况采取不同的治疗方法，宋·陈素菴《妇科医要》，当出血严重时，先解决主要矛盾，急则治标，以固摄止血为主，预防阴竭阳脱，称为"塞流"，一般使用奇效四物汤（四物汤加黄芩、艾叶、阿胶、炙甘草），或加入贯穗饮（贯众、火熏的荆芥穗）、止血灵（补骨脂、赤石脂）、四乌贼骨一藘茹丸（茜草、乌贼骨）、白倍散（白及、五倍子）。血止之后，再缓以固本，秦天一说："致病之由，有因冲任不能摄血者，有因肝不藏血者，有因脾不统血者，有因热在下焦迫血妄行者，有因元气大虚不能收敛其血者，又有瘀血内阻新血不能归经而下者。"审证求因，"谨守病机，各司其属"，从因论治，称为"澄源"，如热邪入血、脾虚气陷、血道梗阻的辨证分型。接着还要恢复月经，建立周期，称为"复旧"。调理月经周期的过程，是比较长的，有的人持续服药1~2年，才转为正常状态，出现3个规律性月经周期，为治愈标准。由于长期出血，或出血过多，应在养阴补血的基础上，处方遣药，或佐以益气之品，通常给予四物汤加丹参、山萸，亦活亦敛，一通一收。当冲任二脉损伤，兼有肾虚情况，资助肾阴用左归丸加炙黄精；温补肾阳，与右归丸加炙黄精，对调整卵巢功能，促使子宫内膜周期性变化，有良好的作用。经验交流，遵照张景岳"气不足便是寒"的理论，温热药物有间接的止血作用，同时还可通过和寒凉药物的拮抗配伍而不致耗阴灼血，且能激发月经周期，用羊藿叶、巴戟、熟附子、续断、菟丝子、桑寄生、肉桂、生龟甲、胎盘、生鳖甲、肉苁蓉、仙茅、覆盆子、杜仲、牛膝，医治功能失调性无排卵型子宫出血，能促进卵泡成熟和催动排卵；用仙茅、覆盆子、羊藿叶、茜草、生地、女贞子、旱莲草、炒蒲黄、刘寄奴、小蓟、白芍、大蓟、炒槐米，施于功能失调性有排卵型子宫出血，健全卵巢黄体功能，收到满意效果。于月经来潮后无论排卵型或无排卵型子宫出血，如服用生化汤加益母草（或茺蔚子）以活血荡瘀，因势利导，均能提高子宫肌壁的张力，减少充血，缩短凝血时间，可促使子宫内膜充分剥离和修复。

附：功能失调性子宫出血

功能失调性子宫出血，与由纤维蛋白原减少（正常血浆中纤维蛋白原值为2~4g/L，若低于1~1.5g/L，即属纤维蛋白原减少，胎盘早期剥离的大出血证，可降到0.6~0.9g/L）、凝血机制障碍引起的不同，后者血液往往经久不凝，用玻璃棒搅拌，无血纤维存在，从特点上应注意鉴别。

第三节 临经异常病证

临经异常病证，包括闭经、痛经、经前乳房胀痛、低热、紧张证（性情急躁、头痛眩晕、口唇破溃、偏食失眠、精神恍惚、反应迟钝、下腹坠胀等）、经行吐衄（鼻黏膜、肺、胃出血，占代偿性月经的三分之一，其他为肠、眼、耳、乳腺、皮肤、溃疡、色痣、膀胱、脐部等）、水肿（正常者经前1周体重均有增加，约0.75~1.5kg。病理性水肿可超过2.5kg，重者能达5kg以上，易见于指、踝部、眼睑，甚至腹壁也会出现）、腹泻（肠道黏膜充血，水肿，功能紊乱）、荨麻疹、关节痛、狐臭转重（也名臭汗证，在月经前后、怀孕期间，腋下、外阴、肚脐、乳头周围大汗腺分布区分泌增加）等，在这些疾患中，重点讨论闭经、痛经两种。

一、闭经

《素问·阴阳别论》云："月事不来者，胞脉闭也。"闭经为生殖器与有关内分泌系统功能失调的现象，也可能是身体其他脏腑疾病的前驱症状和结果。诊断标准，月经应按时来潮而不来，或周期已经建立而又中断，并出现临床症状，称为闭经，也叫"不月"。一般是发育正常女子，15岁左右月经便可来潮，如超过18岁仍未来者，名原发性闭经，来潮后形成周期又自行停潮3个月以上的，名继发性闭经。在月经初潮时，有的可表现一时性闭经，或生活环境变迁、南转北调（特别是新迁寒冷地区）、气候突变，精神因素影响（忧郁、恐惧、惊骇、悲伤、紧张），长期过量地使用激素（如孕激素、雄性激素、氢化可的松）、避孕药（口服超过3个月经周期）、收敛固涩炭类的药物，也能引起暂时性闭经，当身体适应、情况改变、停止用药4个月，即行恢复来潮。至于少女阶段周期延长，妊娠、产褥、哺乳期间和绝经之后，月经停止，乃正常生理现象，不属病理性闭经。其他无子宫（或发育不良）、卵巢（或发育不良）、处女膜肥厚无孔（向外突出，呈紫蓝色，肛诊摸到阴道膨胀，或可触及胀大的子宫和输卵管），阴道横隔（不见阴道）黏膜粘连闭锁（非先天性者，为幼年感染了白喉、猩红热等传染病合并阴道炎所致），子宫内膜结核（俗名干血痨，初期月经量多，甚至有崩漏现象，当内膜全部破坏为瘢痕组织代替，宫腔显著缩小而闭经）以及萎缩、破坏性感染、搔扒过度（基底层大部分刮去）；卵巢手术，经深度 X 线、镭锭放射，双侧严重炎症、肿瘤，组织破坏；脑垂体功能受损（因邻近肿瘤压迫、炎症、放射、手术等引起，患者生殖器萎缩，外观特征减失）；人工流产或子宫颈电烙后，颈管部粘连；恐惧妊娠与切盼生子；肥胖症受累（丘脑功能紊乱而致的生殖无能综合征，肥胖仅限于腹、臀、乳房、大腿上端，膝肘以下则否；甲状腺功能低下，肥胖遍及全身；肾上腺皮质证能亢进，向心性肥胖，局限于躯干、颈项、面部，有圆月脸、水牛肩、多毛的现象）；雌激素自肾脏排泄过快，不能维持血液中的正常水平；男性化肿瘤（含睾丸细胞瘤，男性化改变有痤疮，音调低沉，乳房萎缩，阴蒂肥大，眉毛浓密，上唇、两臂、下肢、外阴、肛门周围之毛较多，也可在乳晕边上长出数根长毛，甲状软骨突出）；双侧多囊性卵巢综合征（卵巢包膜过厚，影响排卵，卵泡继续生长，使卵巢增大，发生多囊性变，子宫内膜只有增生而无分泌，患者月经极少或闭经，伴有肥胖、多毛、不孕的症状，气腹造影卵巢体积约为正常宫体的二分之一大小，而正常者小于四分之一宫体）；患肺结核、心脏病、肝炎、寄生虫（血吸虫、钩虫）性贫血、慢性肾炎、糖尿病、性染色体异常、风湿病等；不能发生正常的月经周期性变化，虽均有闭经的现象，然不在此范围。原发性闭经，应结合妇科检查，排除先天性畸形；继发性闭经，必须除外早孕。

本病开始，月经周期延后，血量逐渐减少，以至于无，且多伴有腰背胀痛，头昏失眠，甚则毛发脱落（如产后大出血、休克，令脑垂体血液供应发生障碍，血栓形成，垂体梗死，功能不全、萎缩，促性腺激素缺乏或分泌过少的血枯性闭经，即席汉综合征），也可发生。闭经出现，应及早治疗，倘时间过久，子宫和基底层内膜渐趋萎缩，所收效果，日益不佳。

气血两虚型

[**病因病机**]　大病初愈；药物汗、下攻伐过度；哺乳期延长；精神性偏食；营养状况不良（尤其缺乏蛋白质和维生素 A、B、C、E，对生殖器影响最大，扰乱月经周期）；功能性内分泌失调（有的婚后可愈）；流产、频产；吐血，衄血，下血（尿血、便血、崩漏出血）；子宫外孕，手术失血过多，慢性消耗性疾病之后，气血亏损，气不运血下行，血量减少，冲脉枯涩，如流断源，无血可下。

[**主要表现**]　月经量少，色浅，逐渐停止来潮，精神不振，身体消瘦，四肢无力，颜面萎黄或㿠白，舌质淡红无苔，两目干涩，视物昏花，脉细而弱。如产后大出血所致者，则阴毛、腋毛稀少，乳房萎缩，乳汁欲断，性欲减低。

附注

关于经闭，在诊断治疗上应掌握虚实二证，其他经期出现的杂证或月经愆期，应掌握寒热虚实和经前经后，辨证施治。活血化瘀方药伍大黄疗经迟经闭，先生调理月经病具有丰富的实践经验，长于结合女性体质而用药，其治妇女月经延期，或闭经不潮，以其多见于血行瘀滞患者，故常用药物为肉桂（或桂枝）、三棱、莪术、桃仁、红花、益母草，其次即水蛭、刘寄奴、山楂、䗪虫、马鞭草、大黄䗪虫丸。先生常于方中加入大黄 2~4g，取其破血通经，效果良好。先生治病用药渊源有自，《素问·调经论》指出："气血者，喜温而恶寒，寒则泣（涩）而不行，温则消而去之。"鉴于女性多阳虚寒盛体质，先生则用肉桂（或桂枝）温通经脉。女性又多气滞，先生常用三棱、莪术行气化瘀。女性血瘀之病易成癥积，缠绵难愈，先生则用虫类搜剔、破结消癥之品。可见，先生用药，本于病机，若合符节。当然，身体虚弱、贫血、营养不良、久病未复者，不在此列。

二、经行腹痛（痛经）

妇女在行经期间或经期前后数日内，小腹及腰部疼痛，甚至剧痛难忍，并在月经周期持续发作，叫作痛经。中医学叫作经行腹痛，是妇科的一种常见病多发病。如痛在经前或经期，则属气血凝滞；痛在经后，属气血虚弱。如因气滞血者，则表现胀痛；因血滞气者，则以痛为主，且多属剧痛。经后腹痛，多因月经过多，属血虚作痛，痛胀均较轻微。再进一步辨其寒热虚实施治。

（一）气滞痛经

［**主要表现**］ 经前或经期腹痛，痛胀兼作，或胀过于痛，经行不畅，或有血块，脉搏有力，为因气滞血。

［**治则**］ 以通为主，理气行血。

［**重点治疗**］ 以加味乌药汤加减。乌药三钱、砂仁二钱、木香三钱、元胡三钱、醋香附四钱、槟榔三钱、当归四钱、川芎三钱、赤芍三钱、甘草二钱，水煎服。乌药、砂仁、木香、香附理气；当归、赤芍行血，川芎能理血中之气，元胡为止痛要药，槟榔通壅滞。

［**随症用药**］ 经带血块，血块下后痛即减轻，旋又腹痛，加醋三棱、莪术各二钱。血块暗黑，小腹觉凉，属血凝，加肉桂二钱。如血块紫暗明亮，兼见热证属热结，加丹皮三钱、桃仁三钱、生地三钱，去乌药。

（二）血瘀痛经

［**主要表现**］ 经前或经后腹痛，小腹拘急，剧痛，拒按，经来量少不畅。色紫黑有瘀块，血块下后痛即减轻，甚则面色青紫，舌质暗红，脉沉，为血瘀阻气。

［**治则**］ 以通为主，活血化瘀，佐以行气。

［**重点治疗**］ 琥珀散加减（《医宗金鉴》）。醋三棱三钱、醋莪术三钱、琥珀粉一钱（冲）、丹皮三钱、赤芍三钱、当归五钱、刘寄奴三钱、乌药三钱、元胡三钱、肉桂钱半、醋香附四钱、木香三钱、红花三钱，水煎服。刘寄奴、三棱、莪术、琥珀破血化瘀，当归、赤芍、丹皮、红花行血，乌药、木香、香附行血，肉桂配元胡入血分，温通止痛。

（三）血虚痛经

［**主要表现**］ 月经期中或经后，经来量多，色淡红，小腹急迫疼痛，绵绵不已，得热痛减，喜按，舌苔薄白、质淡红，六脉沉弱缓。为血虚作痛。

［**治则**］ 养血缓中止痛。

［**重点治疗**］ 当归建中汤加味。当归六钱、炒白芍四钱、肉桂二钱、炙甘草三钱、生姜二片、大枣三个、醋香附三钱、益母草五钱，水煎服。当归养血，肉桂温养血脉，白芍、甘草缓解疼痛，生姜、大枣健脾调和营卫，加香附以理气，益母草和血、兼有收缩子宫和止血作用。

［**随症用药**］ 气短、乏力、畏寒加黄芪。

第五章　带下病及妇科炎症

第一节　带下病

带下一词，始见于《素问·骨空论》，涵义有二：广义在先秦泛指经（月经）、带（各色溢液）、胎（妊娠）、产（产褥）、杂病等生殖器官疾患；狭义专指阴道流出的带下而言，古谓之"沃"。前人认为，女子由于生理特点，经、带、胎、产、杂病等生殖器官疾患，均发生在腰部束带以下，故称"带下病"。习惯之说，都是属于狭义，也叫溢液，傅山说："夫带下，俱是湿证，因带脉不能约束，故以名之。"《女科证治约旨》载："阴中有物，淋漓下降，绵绵而下，即所谓带下也。"

正常情况下，女子随着发育的需要，阴道内常流出少量白色黏性液体，是子宫、宫颈、前庭大腺的分泌物和阴道脱落的上皮细胞、毛细血管淋巴管渗出液、阴道杆菌等合成，清代王孟英说："女子带下，生而即有，津津常润，本非病也。"起涂布、润滑阴道黏膜，使阴道保持一定湿度，有自然保护作用（给阴道杆菌提供湿润的环境，不致干燥，从而来抑制其他杂菌，并防止细菌入侵），似乳白色或蛋清状，黏滑，无特殊气味，乃生理现象，14 岁前极少（程观泉《杏轩医案》载有一方氏女孩四岁即发生带下证），易见于青春期（卵巢逐渐发育并分泌雌激素时）、妊娠期（阴道血管、淋巴管丰富、上皮渗透性增强，怀孕月份越大，其量越多）、月经前后（盆腔充血，阴道壁渗出物增多）、两次月经中间（与妊娠期一样，雌激素水平升高，子宫颈腺体分泌物增加，变为稀薄，有利于精子的通过）以及久用雌激素、口服避孕药的人。此外，夏季从事体力较大活动和性冲动时（主要为前庭大腺分泌的黄白色黏液），一切能使盆腔生殖器充血的情况下，也有所增加。老年绝经之后，生殖器官萎缩，即逐渐断止。

另一种，纯系病理性，色杂，量多，有腥臭气味，且伴随相应的症状，如腰酸腿软，或阴部瘙痒；性状可分三种形态，一水样，二黏液样，三脓样；颜色上有白色（最多见）、黄色（含脓，有感染）、赤色（含血）、青色（浅绿，有滴虫）和黑色（脱落的坏死组织或陈蓄之血）。生殖器炎症，外阴炎、阴道炎、盆腔炎、子宫腔积脓（围绝经期阶段子宫颈萎缩，颈口狭小，分泌物不能排出而感染）、慢性子宫颈炎，普遍存在带下现象，急性期多为黄色、脓性、有臭味；慢性者转呈淡黄或白色稀薄，往往会导致月经失调（月经失调引起带下者极少）、不孕等症。子宫后屈、子宫肌瘤、子宫颈癌（或子宫内膜癌）、阴道异物刺激（如放置子宫托，手术后遗有棉球、纱布、缝线刺激、结扎残端坏死，幼女玩耍塞入别针、橡皮帽等），或其他慢性病、消耗性疾患（贫血、心力衰竭、糖尿病、肺结核），虽也有带下的症状，应除外讨论，与此不同，前人"十女九带"之说，概括甚为广泛。凡带下现象过多之人，不要经常卧床不起，以免溢液滞留，浸润子宫颈部，增加感染机会，加重炎症，刺激外阴而致瘙痒。

（一）脾虚型

［**病因病机**］"饮入于胃，游溢精气，上输于脾，脾气散精，上归于肺，通调水道，下输膀胱。"因"脾喜燥而恶湿"，常食生冷，活动过度，脾气损伤，不能运化调节水液代谢，湿邪流于下焦，分泌物增多而致带下。妇科检查大多无炎症发现，习称功能性普通白带，孙思邈《备急千金要方》谓之"白漏"。

［**主要表现**］"沃"下色白或微黄，绵绵而来，如涕似唾，无臭秽之味，舌淡苔腻，边有齿印。大便溏薄，月经量多，脉缓而弱，下腹部有坠

感。甚者脸色青黄，下肢沉重，面浮足肿，或伴有低血钾性（白带中含钾）乏力。

[重点治疗] 经验证明，治带不离十法，即补脾、疏肝、益肾、清热、升阳、利湿、散寒、解毒、杀虫、固脱。此证"治湿首当理脾"，应健脾益气，兼及化湿，补中有散，升中有消，勿"实实"，戒"虚虚"，用《傅青主女科》完带汤：党参三钱，白术三钱，白芍三钱，山药三钱，苍术三钱，陈皮三钱，柴胡一钱，炙甘草二钱，车前子四钱，炒荆芥穗二钱。经验说明，此方之白芍有二用，一滋阴潜阳，二柔肝以防侮脾；柴胡有二用，一疏肝解郁，制郁而化火，二宣发湿邪以振脾气；荆芥穗炒黑有三用，一祛风散湿，二不助肝火，升举下陷之阳，三预防邪入血分，溢出赤带，为特殊的温经止血药物。临床加减配伍，注意凡湿邪盛者，以茯苓配苡仁；体质虚者，以白术配山药；正气不固滑脱如崩，以人参配芡实子和白果。

[随症用药] 视物不清、两目如蒙，加木贼草三钱；身体酸软、倦怠无力，加黄芪三钱；腰痛加杜仲三钱，狗脊三钱，没药三钱（本品不仅止痛，而且有收敛和抑制子宫、宫颈分泌物过多的作用）；湿阻清阳、头昏脑重，加荷叶一张，升麻三钱，苍术增至五钱；白带过多、药后不减，加白扁豆一两，白芷三钱，芡实子八钱，莲子四钱，乌贼骨五钱，椿根皮四钱；肝旺脾弱，木强克土，腹痛且哕，痛一阵哕一次，加炒防风三钱。患者有血虚倾向，用当归芍药散，每日 3 次，一次三钱，连服 20~30 天。宜常吃墨鱼、木耳、紫灵芝。

（二）肾亏型

[病因病机] 平时肾气不足，久患带下；手淫，早婚，多产，房事过度，年老体衰，肾阳亏损，失去"封藏"与"固摄"能力，阴液滑脱而下。

[主要表现] 白色带下，呈水样，或似银丝状，淋漓不断，腰酸如折。头眩（眩是眼前发花，晕为头脑昏眩），面色晦暗，目窠（眼胞）发黑，小便清长，脉沉而迟，月经量少，下腹部有冷感。严重者，武之望说："日夜津流如清米泔或如黏胶者，谓之白崩。"

［**重点治疗**］ 温补固涩，二法并行，用《验方》巴戟菟丝汤：巴戟三钱，菟丝子三钱，肉桂三钱，附子三钱，续断三钱，仙茅三钱，狗脊三钱。以巴戟、续断、仙茅、狗脊、菟丝子温补肾阳，肉桂、附子助命门之火，其中狗脊、菟丝子二味且有收涩止带的作用。

［**随症用药**］ 药后溢液仍不少止，加补骨脂三钱、桑螵蛸三钱、紫梢花三钱、金樱子根五钱，并结合服用商品成药白带丸（以白术、茯苓、龙骨、山药、白芍、牡蛎、白芷、姜炭、鹿角霜、榆白皮、赤石脂、棕榈炭十二味为丸）。或山西名药龟龄集，按说明加 1/3 量，日服两次。根据情况，其他具有提高免疫增强抵抗力的药物，如人参、黄芪、胎盘、南五加皮、羊藿叶、紫灵芝、黄精等也可参考取用。

（三）湿热型

［**病因病机**］ 素体有湿。行经产后，胞宫空虚。洗涤阴部用具不洁，手术损伤，外界风热秽浊之邪乘虚内侵，与湿相结，湿热产物沿阴道下行，形成带下现象。根据所见，常与子宫腔积脓、亚急性炎症或慢性炎症的亚急性发作。严重者谓之湿毒带下。

［**主要表现**］ 黄带黏稠，气秽味臭；淋漓不断，浑浊似米泔水，或似腐奶，夹有血液。阴部灼热瘙痒。口苦尿赤，舌红脉数，可伴有下腹部坠痛等症状。

［**重点治疗**］ 照"渗湿于热下"佐以解毒，用《傅青主女科》易黄汤：山药三钱，黄柏三钱，白果三钱，车前子四钱，芡实子三钱；加蕺菜一两，茵陈五钱，功劳叶一两。以山药、芡实子健脾，黄柏、功劳叶清热化湿，蕺菜、茵陈解毒，车前子利水，白果止带，有抗菌消炎的作用。从前人经验，"治湿不利小便非其治也"，而且"非淡不渗，非辛不通"，也可"通因通用"，投予《产科发蒙》八仙饮：土茯苓五钱，茯苓三钱，木通二钱，大黄五分，陈皮二钱，银花五钱，当归二钱，川芎一钱；加蔂头回一两。并常以芹菜根煎服作为食饵疗法。张山雷说："以海金沙合川柏末两味，用鲜生猪脊髓打和丸，治阴虚有火之浊带，多效。"

[**随症用药**] 阴痒较重，配合服用商品成药龙胆泻肝丸；手足心发热，欲接触冷物，或睡眠时伸出衣被外，加《千金方》三物黄芩汤：黄芩二钱，生地四钱，苦参三钱。根据病情需要，还应酌情选入其他青黛、白毛藤、野荞麦、葫芦茶、千里光、紫参、蚤休、公英、白头翁、野菊花、败酱草、山栀、板蓝根、一见喜、白鸡冠花、萆草等，以增强疗效。凡湿热之带下证，经验用药配伍，黄色黏稠，以墓头回、茵陈配蕺菜；味臭甚恶者，以银花、地丁、公英配马齿苋；兼有经水不利，血量过少，湿热熏蒸，如釜上之气，头汗频出，用萹蓄、瞿麦、木通、车前子。

第二节　妇科炎症

　　炎症是机体和侵入机体的病原矛盾斗争的反应，为妇科常见的多发性疾患。正常时，女性阴部（外阴、阴道）可存在各种不同病原微生物（主要为细菌），由于生殖器具有自然防御机制，为处女膜掩盖，小阴唇互相合拢，阴道前后壁紧贴，子宫颈口严闭，颈管黏液阻塞（黏稠的碱性液体，阻止嗜酸细菌的上行），均能阻止病原微生物的入侵和上行；而且阴道内有阴道杆菌，可使阴道上皮细胞中的动物淀粉——糖原分解成乳酸，保持阴道分泌物呈酸性，抑制细菌的生长与繁殖，并有冲刷作用，谓之自洁；阴道表皮子宫内膜周期性脱落，都有利于清除病原微生物的活动因素。近年来，发现子宫颈，阴道分泌物中尚含有免疫球蛋白，即局部泌抗体，能对抗病原微生物的感染，具有一定的特异性防御作用。若久病，贫血，营养不良，卵巢功能不全、不注意四期卫生；或分娩，流产，月经来潮，手术器械消毒不严、损伤，房事不节，破坏了这些解剖学上和生理上的防御机制，在机体抵抗力，修复力减弱后，病原微生物便越过防线，乘虚而入，经血管、淋巴或邻近的器官，直接蔓延侵入生殖器内，导致生殖系统某一部分发生炎症变化。临床所遇，以滴虫、霉菌性阴道炎，慢性子宫颈炎，盆腔炎为多见。

（一）滴虫、霉菌性阴道炎

滴虫、霉菌性阴道炎为带下病阴痒证之一，与湿疹、皮炎、苔藓、荨麻疹、毛囊炎、糖尿病、外阴炎、蛲虫、阴虱感染；香水、肥皂（碱性强的）、药物（冲洗坐药——明矾、新洁尔灭、呋喃西林、消炎药、避孕栓等）、污垢（肥胖人外阴皮肤皱褶中经常积有汗腺和皮脂腺分泌物）、月经用具（橡皮或塑料月经带、粗糙的月经纸）、避孕胶冻、化学纤维内衣刺激；维生素 A、C、D 缺乏，更年期、卵巢功能低落雌激素减少；白血病，痛风，黄疸，外阴白斑，过敏性反应；外阴静脉曲张，皮肤营养紊乱，神经末梢兴奋性改变，粪便秘结分解产物被吸收后的毒素作用等引起者不同。发病率以城市、工厂人口密集聚居之处最高。《妇科经纶》引徐青圃之说"妇人阴痒，多属虫蚀所为"，两相比较，前者比后者多见。传染的方式，是通过浴池、便桶、坐式厕所、互用浴巾、月经带、脚盆、游泳裤，或性交（男子尿道、膀胱，特别是前列腺常藏滴虫）、消毒不严的检查工具、治疗器械（手套、窥阴器、冲洗器、检查病垫）、交叉感染等为主要途径。其次也可由滴虫患者自己的尿（尿道、膀胱藏有滴虫）、粪（肠道藏有滴虫）直接传染。

［**病因病机**］　中医学认为滴虫、霉菌之所以滋生、繁殖，与人体内在潜存因素有关，脾湿和肝热两者结合，形成湿热，注于下焦，为滴虫、霉菌活动创造有利条件，提供了适宜的环境，从而导致发病。

［**临床表现**］　滴虫、霉菌性阴道炎，均有阴痒、灼热、带下现象，然个性不同，表现各异。

（1）**滴虫性阴道炎**：带下灰黄或近绿色。常大量积于阴道后穹窿，有碳水化合物分解的气体，呈泡沫状，时而混有血性和脓性物，味酸臭，有鱼腥气。如溢出阴道口外，则外阴瘙痒，或似虫爬。阴道黏膜充血水肿，阴道壁上有红色颗粒，像杨梅果，后穹窿、宫颈处更为多见。炎症波及尿道、膀胱时，能发生小便频数或下坠疼痛等一系列刺激症状。由于滴虫吞噬精子，还会造成不孕（有人统计说妇女带虫者约占 10%~20%，并无症状，原因不明的不孕，应考虑滴虫问题）。当阴道的上皮糖原被消耗酸度下降变为碱性时，症状反应最为明显（滴虫系厌氧的寄生虫，喜在碱性环境中生长），易在月经期后发病。分泌物镜下检查，可找到梨形一头圆一头尖好似下垂一滴水的毛滴虫，因靠细胞直接分裂繁殖，所以体积大小相差很多，一般比白细胞大三倍，平均长 10~20μm、宽 5~15μm。

（2）霉菌性阴道炎：非常奇痒，坐立不安，走路尤甚，多自小阴唇内侧开始，向外阴部展延，重者虽抓破皮肤，也不能止痒，影响睡眠与工作。阴道壁有一层片状白膜样分泌物覆盖着，不易拭掉，擦去则能见到黏膜充血发红，或露出小出血点。带下乳白色，浑浊，稠厚，似软糕、奶瓣或豆腐渣。内源性系霉菌寄生于前庭和阴道内，在阴道糖原增加时，迅速繁殖（霉菌喜在酸性环境中生长），最易发病，以幼女、孕妇（生理性尿中有糖）、糖尿病、绝经后大量地使用雌激素以及长期应用抗生素、肾上腺皮质激素，或放射治疗抗感染能力降低、菌群紊乱之人多见。显微镜下检查，可找到白色念珠菌。当月经已过或分娩之后阴道中酸度降低，有时炎症自行消失。

［治疗方法］ 清热利湿，解毒消炎，杀虫抑菌止痒，着重局部治疗；若伴有全身症状，可参考带下病辨证处理。常用药物有蛇床子、野菊花、紫荆皮、蜂房、苦参、无患子、狼毒、凤眼草、黄芩、大黄、黄连、川椒、地肤子、黄柏、萹草、百部、石榴皮、雄黄、薄荷、鹤虱、生半夏、苦楝根皮、桃叶、槐枝、皂角、龙胆草、蕺菜、苍耳子、辣蓼、仙鹤草、枯矾、木鳖子、五加皮、鸦胆子、胡萝卜汁、土荆芥、大蒜、威灵仙、猪胆汁、卤碱、艾叶、马鞭草、硼砂、木槿皮、樱桃叶、生南星、白鲜皮、号桐梗（博落回）、椿樗白皮、生烟叶、杏仁等，水煎坐浴（温度 40℃左右，以不烫手为标准）或冲洗，涂抹阴道。行经之时、孕妇和产后 3 周内，禁忌用药。

（1）滴虫性阴道炎：抗阴道滴虫的中药，以蛇床子、苦参、鸡冠花、白头翁、苦楝根皮、桃叶、葱白、生姜、韭菜、凤尾草、大蒜、鸦胆子、蒿蓄、莱菔子、乳香、皂角为常用。

①平痒散：炒五倍子四钱、炒蛇床子一钱、黄柏一钱，共研细末，加冰片五分，放阴凉处，避免潮湿、高热，每晚先用淡盐水洗净阴道，将药三分抹入阴道内，2 日 1 次，连用 6 天。为预防复发，隔半月或 1 个月后再上 3 次。

②黄连水：黄连三钱、薄荷三钱，以水 300ml，煎成 100ml，用带线棉球浸透药液，放入阴道中，12 小时左右取出，每日 1 次，10 天为 1 个疗程。

③醋蒜方：食醋一两，以热水半盆稀释之，行坐浴和阴道冲洗法；或用大蒜汁浸湿的纱布条，放入阴道内，经 5~15 分钟取出。

④鸦头液：鸦胆子 20 个（去皮）、白头翁三钱，水一杯半，煎至 1/3，待凉，以带线棉球浸透药液，放入阴道深处，隔 8~10 小时取出，每日 1 次，连续 10 天。

⑤蜂蜜浆：蜂蜜适量，水溶，用棉球沾饱，放入阴道中。

⑥抑滴汤：乌梅四个、使君子四钱、雷丸五分（冲）、白薇三钱、当归三钱，水煎服，10 剂为 1 个疗程。

治疗期间，应避免性交、妊娠，保持局部干燥，每天一换内裤，睡衣、浴巾开水煮洗，日晒（阴道毛滴虫生命力很强，既耐寒又耐热，还能在洗衣、洗澡时的肥皂水里生存），月经后复查（月经过后阴道酸性减弱，易再感染，或少量滴虫未被杀死，隐藏在阴道壁皱褶内而活跃，繁殖，又行复发），连续 3 个月都转阴性（未找到滴虫）乃为治愈。若久治不好，经常复发者，要对其男方进行检查，彻底治疗。未婚女子阴道上药，不使窥阴器，可用长棉签代替手指推塞和涂抹，但必须捻紧棉签上的棉花，以防脱落于阴道内不易取出，为了照顾生理特殊情况，如仅用艾叶、苦参、蛇床子、生烟叶水煎坐浴，也可取得一定效果。

（2）霉菌性阴道炎：临床观察，通过抑霉试验，以丁香、土槿皮、五倍子、黄芩、黄柏、山豆根、枯矾、川楝子、雄黄、京红粉、硫黄、银珠、轻粉、水银，抑霉效果较好，其他还有青黛、冰片、野蔷薇花等。

①霉滴净：飞雄黄 10g，元明粉 5g，樟脑 2g，蛇床子 12g，飞青黛 4g，冰片 2g，老鹳草 12g，飞硼砂 10g，共研细面，装 0 号胶囊，每粒重约 0.52~0.58g，每晚局部冲洗后，放入阴道 1 粒，12 天为 1 个疗程。

②冲洗方：五倍子一两，水煎冲洗阴道，每日 1 次，连用 7 天，相隔半月，再重复 3 次。或碱性 2%~4% 碳酸氢钠（小苏打）溶液冲洗阴道，每日 1 次，10 天为 1 个疗程。

③坐浴椒：川椒一两，水煎 10~15 分钟，捞出稍凉，以之外洗和坐浴，局部抹入川椒粉，每日 1 次，共用 10 天。

④豆豉粉：淡豆豉二钱，研成细粉，装胶囊内，放入阴道深处，2 日 1 次，5 次为 1 个疗程。末次用药后 48 小时，进行阴道冲洗。

⑤蛇蚣丹：蛇蜕一两，蜈蚣三条，二者烘干研末，每次一钱，日服 2 次，一共 12 天，孕妇忌用。

⑥决明液：草决明二两，水煎浓缩 100ml，作阴道灌洗。洗后臀部抬高，保留 20 分钟。每周 2 次，14 次为 1 个疗程。

⑦冰硼散：外阴瘙痒、抓破皮肤，发生溃疡，用冰硼散——并加甘油少许，搅匀，以棉棒蘸药涂抹，每日 1 次，痊愈为止。

⑧龙胆泻肝丸：滴虫、霉菌性阴道炎，凡未婚之人或外用药物过敏者，口服龙胆泻肝丸或龙胆草片，每次二钱或 5 片，日用 3 次，共服 14 天，可取得清、疏、渗、化之功。

（二）慢性子宫颈炎

子宫颈为子宫之门，盖有复层鳞状上皮细胞，颜色淡红，和阴道黏膜的色泽一样，表面光滑，分泌着无色透明的液体，对感染有相当的抵抗能力，颈管内有黏液栓塞，是阻止内外生殖器之间的通道——阴道细菌上侵子宫腔的重要栏栅。由于分娩流产撕裂，手术、器械损伤，诊断性刮宫，链球菌、葡萄球菌、大肠埃希菌等从破口而入（进入深层组织）；或阴道受物理、化学刺激，酸性变为碱性，不洁的性交，炎性渗出物过多，宫颈长期处于浸渍之中，软化而感染；也可与内分泌（雌激素过少，肾上腺皮质的类似雄激素的分泌相对过多）失调、过量的放射线（镭钴）治疗功能失调性子宫出血等有关。本病分为急、慢性两种，临床所见，多数属于慢性，往往是急性继续，转入慢性（子宫颈黏膜皱襞很多，腺体为葡萄状，病原微生物侵入深处后，迁延日久难于根治）。也可能无急性阶段，一发现就属慢性。通过检查，慢性子宫颈炎病变过程中的易发表现、局部特征、感染证据，为子宫颈糜烂（与溃烂不同，糜烂有上皮覆盖，溃烂不仅无上皮覆盖，深部组织已被波及。然而从字义上讲，糜烂一词并不恰当），发病率约占妇女生殖系统疾患的第 1 位，炎症的 20%，已婚之人的半数以上。绝经之后，卵巢功能衰退，生育已断、创伤、感染机会减少，子宫颈逐渐萎缩，糜烂面自行修复，发病率显著下降。

子宫糜烂的特点，因炎症分泌物刺激，宫颈管周围的表面复层鳞状上皮细胞浸软脱落，管内的柱状上皮细胞向外生长，逐渐代替。柱状上皮细胞习于碱性；系单层的，薄而透明，皮下毛细血管易于显露，呈现鲜红色。当柱状上皮细胞过度增生，伴随不同程度间质组织增生时，就长出或大或小的颗粒状物。中医学认为在发病学上，与早婚性交过多、生育频繁、湿热之邪侵袭有关，从而阴道溢液形成带下现象。严重者，因分泌物的质和量的变化，不利精子穿透和生存，能影响受孕。如糜烂程度持续在中度以上，长期不愈，并有恶性成癌的转归；子宫颈癌的患者约 62% 有子宫颈糜烂史。

1. 临床表现

一般无自觉症状，仅为白带增多（轻），白黄夹杂（中），黄赤相兼（重），黏稠如涕。多因子宫颈肥大，有腰骶酸痛、腹胀和下坠感。阴道窥镜，常发现 3 种情况。

（1）发病初期：围绕子宫颈外口鲜红一片，表面光滑，呈单纯型，有时局限于前唇或后唇，甚至前后唇均可发生。

（2）宫颈腺体过度增生，并伴有不同程度的间质增生，糜烂面有颗粒状，突起充血，呈小泡型。

（3）增生现象最为显著，糜烂面凹凸不平，高者隆起为乳头，组织脆弱，触之易出血，呈乳头型。

糜烂面大小，临床记录数不超过整个子宫颈面积 1/3 为轻度；1/3~1/2 为中度；2/3 已达宫颈边缘为重度。凡小泡型（也称滤泡型）与乳头型，在肉眼观察下，往往不易和子宫颈癌肿相区别，必须做防癌涂片或活组织切片检查，以明确诊断。此外还要注意结核杆菌和阿米巴原虫，也可引起慢性子宫颈炎的发生。

由于慢性炎症刺激，时间日久，子宫颈充血水肿，炎性细胞浸润，结缔组织增生，宫颈比正常组织肥大 2~4 倍，稍硬，呈紫蓝色。宫颈黏膜增生起褶，从宫颈管内或宫颈外口处突出，形成单个或多个小肉芽样的息肉，一般不超过 1cm，自黄豆至小指头大，大者则达数厘米长，常为扁平状，似瓜子，有蒂，垂于阴道内，光滑质软，血管丰富，有接触性出血。如宫颈腺管受压，分泌物不能外流，潴留于内，在子宫颈表面即聚结成大小不等的多个性囊肿（小者似针头，大者似樱桃），窥探检查，可见到灰白或黄白色有光洁透亮的小凸出物，往往较米粒大，用针头刺破，流出的是浑浊的黏液。因息肉及囊腔关系，患者除有腹胀、腰痛、下坠感外，易发生小量不规则出血和内诊检查、性交后接触性阴道流血等症状。

2. 治疗方法

（1）内服药物以清热解毒利湿为主。

①菊回汤：野菊花五钱，墓头回一两，苡仁五钱，蕺菜五钱，蒲公英五钱，地丁五钱，天花粉三钱，黄柏三钱，败酱草一两。也可水煎外用冲洗或坐浴 15~20 分钟。

②抗炎灵：一见喜中药成片，每次 5 片，1 日 3 次。

（2）外用药物：长于抑菌消炎，化腐生肌。凡值经期、月经前后 3 天不宜上药，用药期间，禁止坐浴和房事。

①黄柏散：黄柏三钱，猪胆粉三钱，五倍子三钱，蒲黄二钱，青黛五钱，马勃三钱，蜈蚣十条，冰片五分。研成细末以麻油浸透棉球蘸药放置或用吹喉球喷洒患处，隔日 1 次，连用 8~12 天。

②糜烂丸：轻度用一号糜烂丸：蛤粉一两，樟丹三钱，冰片一钱，水泛为丸，如黄豆大，每用 1 粒，放子宫颈上，3 天 1 次，连用 1~2 个月；中度用二号糜烂丸：一号加黄连三钱，乳香一钱，没药一钱；重度用三号糜烂丸：二号加硼砂五分，硇砂五分。

③锡类散：为商品成药，所含成分有象牙、珍珠、青黛、冰片、壁钱、牛黄、指甲等。用时，先清洁子宫颈口，以适量药粉抹上，3 天用药 1 次，直到糜烂面上有薄白膜状坏死组织（柱状上皮）从表面脱落，周围发生白云样的新生鳞状上皮细胞覆盖为止——糜烂愈合。应当注意，由于鳞状上皮初长在炎症组织的基础上，极易脱落，稍受刺激，就又恢复糜烂的情况，与锡类散效果无关。

④糜烂粉：乌贼骨五钱、冰片五分，研成细面，在出血时，用吹喉球喷洒于患处，取棉球堵住，以防随分泌物流出。

⑤时间日久，分泌物刺激外阴，表现红肿、浸软、溃疡、皮炎现象，发生阴痒、灼热、疼痛的症状，用艾叶五钱、五倍子三钱、苦参三钱、黄柏三钱，煎汤坐浴或掬洗；也可上敷蛇床膏：蛇床子、雄黄、儿茶、枯矾（白矾有腐蚀性，必须煅过，否则能灼破黏膜或引起剧痒）各等分，用白凡士林合成，每日涂抹 1 次，以愈为度。

⑥民间单方：每晚睡前用淡盐水冲净阴道，然后以脱脂棉球沾新鲜鸡蛋清，放入子宫颈处，次日取出，连用 14 天。

（3）手术方面：子宫颈息肉，应行血管钳扭转摘除术。如炎症持续存在，手术后还易复发，并作颈管搔爬法，以防再发。

3. 疗效标准

（1）痊愈：糜烂面完全愈合，宫颈光滑，黏膜已转正常，症状消失。

（2）好转：糜烂面缩小一半以上，临床症状好转，带下显著减少。

（3）无效：糜烂面改变不大，或无变化，带下仍多。

（三）盆腔炎

盆腔炎为妇科常见病，是女性生殖系统盆腔器官发生的各种感染，为子宫、卵巢、输卵管、盆腔结缔组织（蜂窝组织）和盆腔腹膜炎证范围，可局限某一部分，也可几个部分同时发病。仅限于子宫腔内症状轻，广泛延至其他组织，情况较重。临床特点以发热、腹痛、肿块。在急性发作期，与中医学所说"邪入胞宫""热毒郁阻"相似；转入慢性时，子宫周围粘连，活动受限，且和直肠紧贴，固定于后倾、后屈的位置，则包括在"癥瘕""痛经""带下"之中。患者大多均属已经结婚的中年女子。

[病因病机] 接生、阴道——宫腔手术（刮宫、上环、取环、人工流产），消毒不严；阑尾炎、腹膜炎、结肠憩室炎、膀胱炎，直接蔓延；经期（子宫壁有创面，颈口松弛）性交（不仅细菌上行感染，还可盆腔充血月经过多），使用不洁的月经垫，冲任二脉受损，防御机制遭到破坏，身体抵抗力下降，风热湿之毒（细菌类为金黄色葡萄球菌、厌氧性溶血性链球菌、变形杆菌、大肠埃希菌等）乘虚而入侵犯胞宫（进入子宫，首先侵犯内膜肌层，继续上行，波及输卵管、卵巢，沿淋巴扩散至子宫周围结缔组织，甚至蔓延到盆腔腹膜等处），影响气血功能，发生气滞血瘀，造成充血水肿、炎症、粘连。日久不愈，输卵管脓肿或积水，阻塞不通，精子难以进入，从而有不孕的现象。

[辨证论治] 急性期应考虑"风淫于内，治以辛凉"，"火郁发之"，"湿必渗利"，按"内痈"处理；慢性者着重理气散结，活血逐瘀，"以消为贵"，加速炎症过程中产生的坏死组织的排泄，扫荡在炎症过程中增生的纤维组织，从而治愈附件的变粗和粘连。

（1）**急性盆腔炎**：下腹部疼痛，有明显的压通与反跳痛，甚至向两侧大腿放射，尿频、尿痛，大便困难。带下黄色或血性物，质稠，味臭。检查时，子宫略大且软，延及输卵管和卵巢，于一侧或两侧扪到索条状物、炎性包块。如盆腔脓肿形成，后穹窿饱满，有波动感，伴有触痛，穿破直肠和腹腔可发生弥漫性腹膜炎。白细胞总数增高，血沉加快。若流产、产后有胚胎附属物残留者，则带下中夹有腐败的坏死组织。

①高热阶段：体温急剧上升：38℃~39℃~40℃，伴有轻度恶寒现象，

舌红苔黄，尿短色赤，脉搏滑数，月经可提前来潮，血量增多，经期延长。以清热解毒为主，大剂量凉药沃浇，用《验方》盆炎清热汤：银花一两，公英一两，赤芍四钱，车前子四钱，丹参五钱，黄柏四钱，川楝子三钱；加连翘一两，薄荷三钱。以丹参、赤芍活血散瘀，银花、连翘、公英、薄荷宣散热邪，黄柏渗下焦之湿，车前子利水，川楝子行气镇痛。恶心呕吐，加竹茹五钱；目珠红痛加茉莉花三钱，犁头草四钱；大便热溏味臭，加《伤寒论》葛根芩连汤：葛根五钱，黄芩四钱，黄连三钱。发生神昏谵语、惊厥、中枢神经受损的症状，为邪毒内陷，配服安宫牛黄丸一粒，或紫雪丹一钱，到情况好转为止。促进瘀血、炎块的吸收，可外敷双柏散：大黄、黄柏、泽兰、侧柏叶、薄荷各四钱，捣碎加水煮一二沸，用适量蜂蜜和匀，包贴在下腹部位。卧床休息，抬高床头，或取半卧姿势，禁做一切不必要的妇科检查，避免因挤压病灶而使炎症扩散。适当夏秋之季，还应多喝西瓜汁，虽《本草纲目》贬其"如醍醐灌顶，甘露洒心，取一时之快"，但退热利水而泄热邪方面还是很有作用的。

②低热阶段："大浪之后，余波未清。""炉烟虽息，灰中有火。"高热已退，仍有低热起伏，尿黄粪臭。下腹部坠胀且痛，常于大便时加剧。以活血散瘀为重点，并防"灰中余火复燃"，用《验方》银翘红酱解毒汤：银花五钱，连翘五钱，红花五钱，败酱草五钱，丹皮三钱，山栀三钱，赤芍三钱，桃仁三钱，苡仁三钱，元胡三钱，乳香二钱，没药二钱，川楝子三钱；加卷柏四钱。夹痛加蔓荆子三钱，葎草三钱。炎症波及盆腔结缔组织和盆腔腹膜，子宫固定，推动子宫有剧烈疼痛，表示气滞腹胀重者，加木香二钱，青皮二钱，香附四钱；火结便秘，数日不下，加大黄三钱、枳实三钱、芒硝三钱。脓肿形成，随时酌入公英、地丁、三棱、莪术、截菜、丹参、蚤休、皂角刺、山甲珠、花粉等药物。红细胞沉降率增速不降者，还可重用虎杖、毛茜根二味，投量在一两以上。以银花、连翘、山栀、红花、败酱草清热解毒，苡仁渗湿，桃仁、丹皮、赤芍、卷柏活血，元胡、乳香、没药、川楝子行气止痛，其中丹皮、赤芍还有凉血作用。

（2）**慢性盆腔炎**：从急性转来，未能及时治疗、彻底控制，或处理不当拖延而成。也有的急性期不明显，开始即为慢性表现。由于大量渗出物盆腔内器官发生粘连，子宫旁结缔组织可因充血水肿，逐渐变成纤维组织增生，而呈片状增厚。当身体抵抗力下降或长期站立，手术干扰，过于辛热，房事过度，大便不通畅等外界激惹的情况下，加剧盆腔充血，易急性或亚急性反复发作，使子宫活动进趋性受限（粘连、固定）、后倾，盆腔长期肿块（大者如儿头）不消，以及输卵管（尤其是伞部）和卵巢相粘连，炎性分泌物穿透卵巢，存于其中，最后液化，形成输卵管卵巢球状囊腔，像亚腰葫芦样。诊断鉴别，凡壁厚实粘连严重的囊腔肿块，多为脓肿；壁薄张力大而稍能活动者，则系积水。

一般说，病变转归，多局限于输卵管（增粗、变硬、弯曲）、卵巢和子宫旁结缔组织。炎症形成疤痕，压迫盆腔内神经末梢，主要感觉是下腹部一侧或两侧经常隐痛、坠胀；因盆腔粘连，部分人还伴有膀胱和直肠的刺激症状（尿频、充盈痛、里急后重、排空不适感），在劳累、性交、急走、内诊检查、行经时加重。患者带下色白、质黏、背痛，腰骶酸楚，或兼有月经周期紊乱，血量过多，痛经等。其中子宫旁结缔组织炎，由于位置比输卵管、卵巢更接近阴道，除有性交时疼痛的特点外，并不影响受孕，为与输卵管、卵巢炎鉴别的重要诊断依据。

①偏于气滞：胸闷，乳房发胀，下腹部作痛，月经来潮前加重，脉弦。理气佐以活血，用《验方》金铃乳没散：川楝子四钱，元胡三钱，乳香三钱，没药三钱；加橘核三钱，乌药三钱，香附三钱，枳壳三钱，王不留行四钱。以乌药、香附、橘核、川楝子疏郁行气，枳壳开结，王不留行活血通络，元胡、乳香、没药散瘀定痛。血虚面色无华，口唇已失去红润，加当归三钱、川芎二钱、党参四钱；黄带仍淋漓不断，加黄柏四钱、海金沙三钱、木通二钱。同时再用炒热的散盐包熨下腹部疼痛之处，促进血液循环，改善组织营养，提高新陈代谢，有利于炎症的吸收，以增强疗效。

②偏于血瘀：下腹部刺痛，行经转甚，周期延后，色紫有块，血出不

畅，脉沉而涩。佐以行气，用《验方》盆炎活血汤（理盆汤）：当归三钱，赤芍三钱，香附三钱，丹参三钱，桃仁三钱，青皮三钱，益母草五钱；加鳖甲五钱，水蛭粉一钱。以香附、青皮理气行滞，鳖甲软坚散结，赤芍、当归、丹参、桃仁、益母草、水蛭粉活血化瘀，而益母草尚有利水之效。也可服用商品成药盆腔炎丸（由桂枝、丹皮、赤芍、桃仁、红花、三棱、莪术、茯苓等组成），气虚加黄芪，有热加蕺菜，每次三钱，日服两次。外用坎离不少 500g，加食醋拌合，通过化学反应，产生温热，包贴在下腹部位，每天 1 次。因输卵管内膜皱襞很多，越向末端伞部越复杂，炎变后，渗出物和分泌物很难排尽，易发生输卵管积水（脓肿日久，细菌死灭，脓汁被吸收，变成透明的液体；或输卵管两端闭塞，管腔黏膜分泌物积聚液化，管壁被压变薄，形成长圆的条状块物）触到条性肿块（常不甚大，均在 15cm 直径以下，与输卵管积脓一样，呈曲颈瓶状），为合并卵巢积水，其块物可达 30cm 以上，宜给予：当归三钱，川芎三钱，牛膝三钱，元胡三钱，红花三钱，桃仁三钱，香附三钱，防己三钱，山慈菇二钱，肉桂二钱，木通一钱。每天 1 剂，连用 15~20 天；或少腹逐瘀汤改制为丸，每服三钱，1 日 2 次，共用 1 个月。有通络散结、化瘀行水加速吸收的作用。

附方三则

①红酱汤：红藤、蕺菜、毛冬青、败酱草、公英、地丁、鸭跖草、大青叶各五钱。用于明显炎性肿块，或附件增厚，加木鳖子、三棱、莪术、马鞭草、刘寄奴各三钱；腹痛较甚者，加元胡、荔枝核、香附各四钱。群药水煎浓缩至 100ml，在药温 39℃下，用五号导尿管或小儿肛管，伸入肛门 14cm以上，20 分钟之内灌完。结束后，该患者卧床半小时，再恢复活动，每日 1次，10~15 次为 1 个疗程。对急性或亚急性盆腔炎，有较好的效果。

②香椿丸（《济生方》）加味：木香、丁香、青皮各二钱，三棱、莪术、枳壳、小茴香、川楝子、当归、赤芍、橘核、香附、元胡、海蛤粉各三钱，鳖甲、薏苡仁各四钱，海藻、昆布、夏枯草各五钱。输卵管积水，加泽兰（行水）、白芷（开窍）各三钱，益母草四钱，炒荆芥穗（通阳宣络散湿）

二钱；输卵管积脓，加薏苡仁、败酱草、冬瓜子、赤小豆各五钱，皂角刺、山甲珠、土贝母各三钱。有行气活血、祛瘀止痛、渗湿利水、软坚散结的综合作用，适于慢性盆腔炎，特别是输卵管卵巢炎（附件炎），水煎，长期服用，疗效颇佳。其他如大黄䗪虫丸、小金片、化癥回生丹，也可选取应用。日本人所实验的《外科全生集》之犀黄丸（含有牛黄、麝香、没药、乳香的成分），远远不及此方。

③叶氏药丸（《未刻本叶氏医案》）：泡淡吴萸三钱，紫石英二两，黑豆皮一两，肉桂三钱，乌贼骨一两，小茴香五钱，胡芦巴七钱，茯苓一两，当归一两，巴戟一两，川楝子五钱，白薇一两，琥珀三钱，红枣去核皮为丸。每次三钱，1天2次。适于表现寒象之"少腹癥瘕，痛甚带下"的慢性盆腔炎症。

第六章　妊娠病

　　女子发育到一定阶段，接近成熟与成熟期，冲任二脉通盛，月经来潮，就有受孕生育的能力。婚后精卵结合，孕卵在子宫腔内着床，逐渐生长，超过3周，形成胚胎，称为妊娠。3个月（以4周28天为一个妊娠月）后胚胎又具人形，故名胎儿。卵子受精，是妊娠的开始，胎儿及其附属物的排出，是妊娠的终止。

　　母体方面，主要为子宫的变化。孕后皮下脂肪增加，腹壁（肚皮）、大腿、乳房等处弹性纤维断裂，出现妊娠斑纹，初孕者新鲜，为红色；经产者陈旧，为白色。外阴色素转深，阴道充血变紫（阴道黏膜平时为淡红色，如转鲜红，是动脉充血，提示有炎症存在；变紫者，示静脉充血，乃妊娠引起），伸张性增大，宫颈发软，坚度似唇（平时触之为鼻尖软骨），分泌物黏稠、增多，堵住通口，子宫体逐渐膨大变圆，常呈右旋。怀孕两个月末（受精后1个半月），子宫形状不规则（因孕卵着床关系，一角可突出），大如鹅蛋（需阴道检查才能摸到）；三个月末，子宫大如拳头，宫底在耻骨联合上缘，已超出盆腔；四个月末，子宫大如新生儿头，在耻骨与肚脐之间，能触及囊性感的宫体内所浮动之胎儿部分；五个月末，在脐下二指；六个月末，与肚脐相平，可扪清头、背和四肢；七个月末，在脐上二指；八个月末，在剑突与肚脐之间；九个月末，升至剑突下二指；足月（280日）时，由于胎头进入骨盆，宫底下降约和八个月相同，而横径较大。此时子宫本身重量可达1kg上下。妊娠全过程中，孕妇体重的增加，总共10~12kg，其中胎儿、胎盘、胎膜、脐带、羊水等占一半左右。

　　胎儿的发育情况为细胞分裂繁殖。人体最小的结构单位和功能定位是细胞，一个成年人身上约有 1800 万亿细胞，其中最大的细胞——卵子（直径约 120μm，如针头大，圆形，本身不会游动，通过输卵管平滑肌收缩及上皮的纤毛像小刷子似地扫动，向子宫腔的方向移入），在输卵管壶腹部受精（精子最小，形状像蝌蚪，全长 50~60μm，依靠长尾巴摆动前进）后，称为孕卵。通过细胞反复分裂，越分越多的"卵裂"，4~6 天形成桑椹样实体细胞团，即转于子宫腔（如宫腔放有异物如节育环，可刺激输卵管蠕动增强，使孕卵即受精卵，提前 2~3 天到达子宫），在子宫内停留 3~4 天，形成囊胚，分泌一种分解蛋白质的溶酶（酵素液体），在上部的前壁或后壁，腐蚀、破坏与他接触的子宫内膜表面（功能层），攻开 1mm 直径的缺口，就植入其中（此后孕卵附近的黏膜增生、变厚，血管增多，细胞肿胀，并有丰实的糖原，称为蜕膜，胚胎表面形成的绒毛膜的绒毛伸向蜕膜，蜕膜与绒毛膜结合发展为胎盘），谓之着床，也叫坐胎，逐渐发育成胎体和附属物（胎盘、胎膜、脐带、羊水）。在一个月内，样子像鱼；两个月末，已有眼、耳、口、鼻、四肢，循环系统活动，尾巴开始缩入体内，胎盘还未完全形成，防御屏障功能较差，胚胎正处于相继分化和联体阶段，如受外界病毒（其母患风疹、水痘、肝炎、流感、腮腺炎）过量 X 线、有害药物（吩噻嗪类、烟碱、水杨酸类、烟酰胺、毛果芸香碱、毒扁豆碱、汞类、苯妥英钠、泼尼松、肾上腺皮质激素、胰岛素、长效磺胺、抗生素）刺激。阻碍细胞分裂、繁殖，影响器官发育，染色体畸变，尤以女婴为多，易致畸形，国外报道估计在全部活产中，可达 3%~4% 之多。

病毒所致：常见者为色盲、白内障、先天性心脏病，其次眼球过小、虹膜残缺、痴呆、肝脾巨大、大脑发育不全等。

X 线损害：有兔唇、小头、狼咽、枕裂、脑积水、无脑儿、脊柱裂、脑膜膨出、足内翻、四肢短缺、肛门闭锁、眼距增宽等，病毒感染和药物作用，也可发生此种情况。

药物作用：药物对组织和器官分化的破坏，神经系统 15~25 天，眼 24~40 天，心脏 20~40 天，腿 24~36 天，由于器官分化一般在 9 周完成，嗣后所受影响即逐渐减少。如使用链霉素过多，胎儿听力障碍，聋哑、肢、趾畸形，氯霉素引起青灰；四环素引起手指畸形、先天性白内障；肾上腺皮质激素引起唇腭裂，孕激素引起女婴外生殖器男性化；环磷酰胺引起四肢、上腭、外鼻畸形。通过调查，抗肿瘤药物烷化类、甲氨蝶呤、6-巯基嘌呤等毒害的情况，也经常不断时有发现。此外，如孕妇高热、心力衰竭、休克、煤气中毒等严重缺氧时都可能影响胚胎的发育而造成畸形。

三个月末，分出男女，手指与脚趾已经分开，四肢稍能活动，身长2~3寸，体重50g左右；四个月末，肌肉长成，骨骼钙化，X线摄片可见骨骼显形（妊娠晚期诊断多指，畸形、死婴、胎位异常，很有价值），身长4~5寸，体重125g左右，孕妇感觉肢体活动；五个月末，生出毛发，经常活动，身长6~9寸，体重250~300g，可听到胎心音；六个月末，身长约一尺，体重600~700g，皮下脂肪发育有了指甲，头部仍然比较大，生下会呼吸，不易存活；七个月末，身长约一尺二寸，体重1000g左右，各器官均已健全，男性睾丸形成下降到阴囊，女性大阴唇已发育，生下能啼哭，吞咽，生命力弱；八个月末，皮肤发红，仍有毳毛（面上已脱落），身长约一尺三寸，体重1.75kg左右，在严密护理下，生下可活；九个月末，身长约一尺半，体重2.5kg左右，皮肤仍红，生后存活力已接近足月；足月者身体肥胖，胎毛已退（仅肩及背部仍有），指甲长过手指，身长约一尺七寸，体重在3kg左右，能高声啼哭，有强烈的吮吸动作，四肢屈伸活泼。陈自明所著《妇人大全良方》从实践中对胎儿的发育情况，形象地描述说："一月如露珠，二月似桃花，三月男女分，四月形象具，五月筋骨成，六月毛发生，七八魂魄全，九月胎下降，十月受气足月生。"这与现代的胚胎发育学上记载的基本上是一致的。

逐月身长计算（cm）

5个月前 = 妊娠月数平方

5个月后 = 妊娠月数 ×5

逐月体重计算（g）

5个月前 = 妊娠月数立方 ×2

5个月后 = 妊娠月数立方 ×3

妊娠属自然生理现象，在进行过程中，一靠脾气承载，二靠肝血滋养，三靠肾阳温煦，四靠胞宫孕育，五靠冲任二脉的周全。此时肝血着重下注养胎，血相对不足，气相对有余，形成阴聚于下阳盛于上的特点。尽管生理上有所变化，对身体并无不良影响。如产生症状，表示转入病理情况，不仅损害孕妇健康而且影响胚胎的发育。七个月之前导致者，称早期妊娠病，习惯认为应属妇科范畴；七个月以后发生的，名晚期妊娠病，则属产科。

临床所见的妊娠疾患，有早孕剧吐、流产、子宫外孕、妊娠心脏病、高血压、水肿和子痫等。处理原则，首先分清因胎致病，胎病碍母，还是因病害胎，母病动胎，除子宫外孕外，一般采取治疗母病与防堕安胎并举法，既解去病因，消除症状，又要保证胚胎发育，使妊娠继续，常以补肾、健脾、养阴益血、降气清热、镇肝潜阳为重点治疗方法。补肾为固胎之本，培脾以益血之源，清热乃保阴之法，潜阳是息风之根，本固、血充、热去、阳潜，则胎自安。初孕相火易动，宜清热健脾，须选黄芩、白术之类，妊娠晚期，胎儿逐月长大，母血供给甚多，阴液易患不足，可以滋养为主，酌投白芍、熟地之类。用药时，要注意麦角制剂、脑垂体后叶素、各种防疫针、催产素、奎宁，直接兴奋平滑肌引起子宫收缩，镇静止痛（吗啡、盐酸哌替啶、利血平）、吸入麻醉剂、抗生素、磺胺药、异烟肼，均有通透作用，能经过胎盘进入胎儿血液循环，考虑有无影响。凡苦寒（芦荟、苦参、槐米、鸦胆子）、过热（乌头、天雄、附子、肉桂）、催吐（瓜蒂、藜芦）、蒙迷（闹洋花、洋金花）、峻汗（麻黄、桂枝二者配伍）、猛下（巴豆、大黄、芒硝、甘遂、商陆、芫花、大戟、二丑、千金子）、破血（桃仁、红花、水蛭、丹皮、虻虫、干漆、山甲珠、三棱、䗪虫、莪术、蒲黄、牛黄、漏芦、益母草、五灵脂、刘寄奴、贯众）、耗气（乳香、没药、枳壳、麝香）、有毒（常山、轻粉、砒石、木鳖子、水银、斑蝥、蜈蚣、皂角、马钱子、草乌、了哥王）之物，针刺下腹部取穴（体弱之人，合谷、少商、大敦等也不可刺），均应慎重使用或不用。若邪气壅实，病情需要，"亢则害，承乃制"，根据"有故无殒亦无殒也"的经验，必须有相应指征、病症，并权衡其利弊，严格掌握剂量，"大积大聚，其可犯也，衰其大半而止"，做到"攻中有制"合理应用，"诛罚无过，命曰大惑"，以免给孕妇造成亡阳耗气（多表现周围循环衰竭和心力衰竭的虚脱现象），夺阴伤血（多表现营养状况低下、血容量减少、体液亏耗的现象），子宫收缩发生流产或早产；胎儿中毒，附属物遭受破坏，导致孕育中断，甚至"人随病去"等不良后果。步前人法规"汗而勿过、下而勿伤、凉而勿凝、消而勿伐、补而勿滞、温而勿燥、和而勿升、宣而勿散、吐而即止"。

第一节　早孕剧吐

怀孕初期 40~80 天，部分妇女晨起、进食、嗅到特殊气味，发生不同程度的恶心呕吐，名为恶阻（娄全善认为恶阻应包括恶心、呕吐、头眩、厌食、择食 5 种现象），非胃源性，属常见的妊娠反应，初孕者比经产妇出现较早，持续时间较长，多胎之人亦然。与胎盘绒毛膜（孕卵植入子宫后，其表面生出许多突起的毛状物，长在孕卵底部之绒毛发育旺盛，称叶状绒毛膜，以后与底蜕膜形成胎盘，其余即退化。绒毛之间有间隙，间隙中充满母血，绒毛从中吸取营养，并排除废物）的细胞滋养层所产生的促性腺激素（此种激素能维持妊娠、黄体继续发育，且分泌雌激素和孕激素，使子宫内膜变为蜕膜，保证胚胎的发育）逐渐增加（妊娠 60~80 天达最高峰），抑制了胃酸分泌，降低了胃肠的蠕动，一方面反映了味觉的敏感，一方面食物和水分在胃内潴留，反射性地引起呕吐有关。三个月后绒毛膜促性腺激素水平下降，自行停止。古人有"儿病"之称。一般均能适应，无需治疗，度过反应期即可消失。

有人观察妊娠女子的胃排空时间比非妊娠之人能延长 50~130 分钟。若一日数发，恶闻食气，食入则吐，甚至呕吐苦味胆汁和咖啡色的血液（胃黏膜损伤较甚），严重影响孕妇健康，谓之早期妊娠中毒（孕毒证），由于津液耗失，营养缺乏，患者发热，口干而渴，全身无力。脱水，钾、钠、氯离子紊乱，形体消瘦，皮肤干燥，弹性消失，声音嘶哑，眼窝凹陷，脉搏频率 100~120 次／分，嗜睡，血压下降，尿量减少（因为饥饿肝糖原储存量降低，血糖减少，脂肪不能完全氧化，而产有大量的丙酮。正常人血中酮体含量 100ml 只有 1.0mg 左右，如酮体升到 50~100mg，尿呈烂苹果味，说明酸中毒严重），大便秘结，腹呈舟状，发生黄疸。持续日久，进一步发展，易谵妄、抽搐、昏迷，转归死亡。还有少数人唾液分泌异常增多，表现为不可控制的口中流涎。若呕吐特别剧烈，面褐无泽，经过积极治疗不见好转，尿妊娠试验强阳性，要考虑葡萄胎（也称鬼胎）的可能。此证如追询精神因素，以忧虑、恐惧、过敏、厌恶生育、切盼妊娠、神经衰弱和精神过度紧张、神经系统功能不稳定者为多见。

一、临床分型

临床所见，主要为两种类型，治疗时，禁用一切升举药物，虽川芎也不宜服，以其上行、走窜、伤阴、动血关系，能加重病情，发生吐血之患。如唾液分泌过多，应考虑加入抑制唾液腺分泌的药物，如象贝母、山豆根、益智仁、洋金花（一般不能投用）等。

（一）肝火犯胃型

［**病因病机**］ 平素肝阳偏亢或易怒伤肝，失于条达，郁而化火。怀孕后肝血下行冲任二脉，注于胞宫养胎，藏血减少，血不养肝，肝火遂上逆犯胃。另外，血中浊气因月经停止不能排泄于体外，随阳明之气上行，也可引起呕吐。

［**主要表现**］ 呕吐酸水，口臭且苦，频频嗳气（贲门开放时，胃肌同时收缩压出的气体，俗叫打嗝），见食憎厌，食后即吐，脉弦而数，头昏或胀，舌苔黄厚，并有裂纹。

［**重点治疗**］ 朱丹溪说"气有余便是火"，根据"泻火所以降气，补水所以制火"的论点，清肝和胃，兼及镇吐，用《验方》苏连止呕方：苏梗三钱，黄连三钱，竹茹三钱，半夏三钱，陈皮三钱，黄芩二钱，麦冬三钱；加龙胆草二钱，芦根一两。以麦冬生津，芦根养胃，陈皮疏肝，半夏降逆

气，竹茹除烦，苏梗顺气安胎，黄芩、黄连平上中二焦之火，有止呕作用；龙胆草镇肝，折其横逆之气；全方可收甘寒滋阴、辛开和胃、苦降肝火的效果。"降火之下，当利小便"，还可以加淡竹叶三钱。

[随症用药] 头痛加钩藤四钱，菊花三钱；脑胀目眩，血压升高，"诸逆冲上皆属于火"，"逆者平之"，加《绛雪园古方选注》雪羹汤：海蜇二两，地栗十枚；声音嘶哑，加胖大海三钱、酸石榴干三钱。在呕吐不止期间，也可每天以芦苇榨汁化服左金丸二钱；吃一些水果，如橘子、苹果、红心萝卜，既能助消化增进食欲，维持营养，而且还有抑制呕吐和通利肠道的作用，代替药物的"甘守津还"。个别患者有的精神狂躁，出现阴虚阳亢、肝阳化风之势，按照"若平走窍之风，先泻肝胆之火"的治疗方法，当归龙荟丸也可酌情选用。

（二）痰气上冲型

[病因病机] 孕前气机不利，枢纽升降失职（应脾气上升，胃气下降），妊娠后胎体生长又妨碍气机升降，因而影响痰水下行，乃停膈上，随胃气上冲，恶心呕吐。戴思恭《证治要诀》说："其人宿有痰饮，血壅而不行"，故"饮随气上"，以犯"太仓"。

[主要表现] 呕吐痰涎或黏沫，晨起空腹时尤甚，胸闷，气促，口淡，舌苔白腻，脉滑，身倦思卧。

[重点治疗]《存存斋医话稿》云："痰为津液所化，行则为液，聚则为痰，流则为津，过则为涎，其所以流行聚止者皆气为之。"庞安常有言：人身无倒上之痰，天下无逆流之水，故善痰者，不治痰而治气，气顺则一身之津液亦顺之而顺矣。师其意，遵《金匮要略》"病痰饮者，当以温药和之"，使"饮因利减，气得舒畅"，用《合剂局方》二陈汤：半夏三钱，陈皮三钱，茯苓三钱，甘草一钱，生姜三钱（姜汁最好）；加代赭石五钱，旋覆花三钱，砂仁一钱，吴茱萸一钱。以半夏（要注：缪仲淳所言，半夏为口渴、汗者、血家的三禁药）、陈皮燥湿豁痰，吴茱萸、生姜温中止呕，茯苓利水且防饮邪凌心，砂仁醒脾健胃，代赭石镇逆降冲，旋覆花令痰水下行。根据情况，也

可配合冲服"行气不伤气，温中不助火"，李中梓推崇的"温而不燥，行而不泄，扶脾而运行不倦，达胃而导火归元，有降气之功，无破气之害"的沉香粉一钱，从而达到"脾气上升乃健，胃气下降即和"之目的。

[随症用药] 气虚无力，加党参三钱、炒白术二钱；口中有甜味，加佩兰三钱；胸痞似塞，加藿香三钱、谷芽四钱、白豆蔻二钱、鸡内金三钱；大便不爽腹胀且满，加厚朴三钱、瓜蒌仁四钱；气上不下，时有呃逆，加丁香二钱、柿蒂三个、蔓荆子二钱、刀豆子四钱。药后无效，呕吐不止，伴有出血现象，考虑"间者并行，甚者独行"，"河道速航，贵在一叶扁舟"，用灶心土四两，或以新砖（瓦片）一块，烧红，置开水中，连淬三块，取上渣液一杯兑入。食物疗法，将粳米炒黄，爆破，煮稀粥吃，也有效果。张山雷的经验"川椒至多不过十粒，生用太辛，不效，须炒出汗；乌梅不过一枚，炒炭；细辛不过三分，以之治呕吐，效者不少"。

二、服药方法

宜于早晨空腹用药，或每隔 1 小时饮 1/4，1 剂分 4 次服，5~7 剂为 1 个疗程。"厚味令人满"，"呕加忌甘"，暂时停吃油腻和甜食、荤腥之物，张子和说"当禁不禁者，轻者重，重则危"。并配合针刺内关（或透外关）、足三里。内服药物，凡气烈、味恶、具有刺激性者，不可单独应用，以"无犯胃气"为原则，忌予桔梗、升麻、柴胡之类"舟楫之剂"。

三、终止妊娠

在极少数患者中，经过积极治疗不见好转，病情日渐加重，或不愿再继续妊娠者，若具有以下指征，应施行人工流产，缓解症状，转危为安。

（1）体温突然升高，达 38℃以上，持续不退。

（2）脉搏细数而不规则，在休息时每分钟多于 120 次，经久不减，全身情况欠佳，前瞻性不良。

（3）治疗期间，呕吐仍不能被控制，体重迅速下降。

（4）黄疸现象增剧，血液中胆红素增加 34.2~68.4μmol/L 以上。

（5）发生抽搐、谵妄、昏迷等状态。

（6）血液内氯成分降低，非蛋白氮增加，经生理盐水注射不能很快纠正。

（7）视神经炎、视网膜出血者。

第二节　先兆流产

妊娠不到七个月中断，胎儿自动从母体排出，体重小于 1.25kg（足月成熟儿平均约 3kg），身长不过 35cm（足月成熟儿约 50cm），生下无独立生存能力，谓之流产。发病率约占妊娠病的 10% 左右。发生于三个月之前的称为早期流产，也叫堕胎；三个月之后的称晚期流产，也叫小产。两个月前绒毛幼稚，植入蜕膜内较浅，尚未牢固，整个胚胎组织——胎囊和绒毛，从子宫壁易于剥离排出，流血不多，常被忽视而误认为是一次过期的月经；二至三个月，绒毛与蜕膜联系日渐牢固，流产时胎体及附属物常不能一起完全剥离，影响子宫回缩，出血较多；三至七个月胎盘已经形成，除少数发生胎盘滞留外，胎儿先见，胎盘后下，均能顺利脱出，无大量流血情况。临床所见约半数以上的流产均发生在三个月前，胚胎多先行死亡；四个月后就很少了。一般经产妇多于初产妇。如处理不当，能遗留生殖器炎症，或因大出血影响孕妇健康，甚至威胁生命。

在流产过程中，应注意"胎生宜安""胎死要下"的治疗原则，凡胚胎基本正常、子宫无回缩现象，宫颈口不开，仅阴道流血（胚胎外面部分绒毛才与蜕膜分离，血窦开放），名先兆流产，以其阴道流血呼为"胎漏"；腹有坠胀隐痛（有激经之人，虽孕后阴道流血，然为周期性，且不伴有腹痛的情况，此其区别），谓之胎动不安。此时通过药物给予保胎，可以预防流产的发生，获得活婴。若继续发展，胚胎组织大部或全部从子宫壁上剥离，阴道流血甚多，长达 3~4 周，超过月经之量，宫缩频繁，阵发性腹痛转剧，宫颈口开大 2~3cm，或胚胎组织已经膨出于口上，羊水外流，即难免流产。由于胚胎组织断了生源，成为宫腔异物，必须排出，药物保胎已不适用，而且反会有害，可促其死胎不下，增加感染机会，应设法催下，使流产结束，用脱花煎（当归、川芎、红花、牛膝、肉桂、车前子）加益母草、丹参、厚朴、芒硝等治之。中医学认为先兆流产从病理转化上说，除母儿血型不合须在怀孕开始就使用活血散瘀疗法外（要对男女双方血型做免疫抗体测定，用少腹逐瘀汤），一般多系虚证，即"瓜弱带脆""胎无所载"，常采用大补安胎的措施，予以纠正。血热动胎者，要清热固阴。同时还要掌握陈自明提出的"因病胎动，但治其母；因胎动母病，唯先安胎"的经验。治愈后的两个月避免过劳，绝对禁止房事。

一、病因

自然流产，《针灸甲乙经》谓之"见血而有身反败"，通常因为底蜕膜出血和血栓形成，绒毛退化，胚胎死亡，子宫收缩，使胚胎与子宫分离而引起。

1. 母体方面约占 30% 强

（1）气血虚弱，冲任二脉不固，胎失所养。因慢性病、久病、生育间隔太密，健康未有恢复；贫血、心力衰竭、使胎儿缺氧；卵巢黄体功能不全，孕激素分泌过少，子宫蜕膜发育不良，涉及胚胎的发育（妊娠前三个月胚胎尚未完全形成，孕激素主要由妊娠黄体分泌，以后由胎盘所分泌的孕激素远较卵巢分泌的为多，到了妊娠晚期，胎盘分泌的雌激素固然很多，超过月经周期中的 300 倍，但孕激素的分泌量也增达 10 倍以上），妊娠不能继续。其次甲状腺功能不足，细胞氧化过程发生障碍，影响胚胎生长，均易早期流产。

（2）热毒刺激，下扰冲任二脉，损伤胎元。急性传染病、高热、缺氧、中毒、令子宫收缩；或因肝炎、流行性感冒、肺炎、伤寒、痢疾、麻疹、疟疾、猩红热、肾盂肾炎、病毒和细菌毒素，经胎盘进入胎儿血中，感染死亡，发生流产。

（3）子宫缺陷，发育不良（往往第一胎流产，二胎正常），生长畸形（双子宫或部分纵隔者，可有习惯性流产）。宫颈功能不全——松弛、过短、撕裂（分娩裂伤超过 1cm 未加缝合的后遗症）、关闭不严、不能承受增大胎体的压力，使胎膜早破，发生晚期流产。个别子宫后屈，怀孕超过三个月仍未升入盆腔，经常受骶骨挤压，也会流产。

（4）慢性肾炎（胎儿死于流产和早产的约占 2/3），高血压病，动脉血管硬化，胎盘缺血发生退行性变或自溶可产生栓塞或早期剥离（由于小动脉痉挛，血流阻力增大，导致毛细血管壁缺氧、损伤。当痉挛暂且缓解时，毛细血管骤然充血而破裂，若底蜕膜层的血管破裂，出血便可发生，开始血液流入底蜕膜内形成血肿，将胎盘与蜕膜分离，如分开部分很小，血液即巩固，压迫胎盘，令胎盘母体面形成一个陷窝，血块就留在隐窝中而被吸收），于晚期引起流产。其中肾炎患者，即使足月产下，胎儿也大多体小而苍白，产程可因子宫收缩而延长。

（5）嗜食辛辣，过服大热、泻药，煤气，氨水，"敌敌畏"，"化工药物"（铅、磷、苯、汞、砷、水银、吗啡、酒精、芦荟、马钱子、藜芦、奎宁、蜈蚣、皂角、花粉、常山、钩吻、全蝎等）中毒、抗生素、磺胺药副作用（孕妇在一月内进行快速细胞繁殖，所需营养物质和排出的代谢产物，均由简单的弥散作用来进行，凡任何能以弥散的药物，如对快速分裂的细胞发生影响，均可破坏孕卵或被孕卵吸收，使妊娠中止），**缺乏叶酸、维生素E**（也称生育酚或抗不育维生素），**精神影响**（突发惊骇，暴怒引惹，恐惧忧伤，烦躁失眠），吸烟成瘾，子宫黏膜下肌瘤（内膜供血不足，或压迫胚胎，不仅早期流产，妊娠晚期最易发生胎位异常；同时影响子宫收缩，全产程延长，分娩后过多出血。生于颈部者，又可堵住产道而致难产），卵巢囊肿（个体较大或嵌闭在盆腔时），冲洗阴道，甚至习惯性便秘等，也能造成流产的发生。

2. 胚胎方面约占 60%

（1）发育不良，精子或卵子有缺损，或两者均有缺损，或胚胎发育不健全而有畸形，常在两个月内分解、退变、死亡，为流产的主要原因。排出的胚胎组织，只有羊膜囊及退化变性的绒毛，并不是胎体（已被吸收）。受精时间距排卵时间越长，孕卵发育不良的机会越多。

（2）胎盘异常：妊娠中毒胎盘缺血（正常孕妇在妊娠接近八个月时，胎盘每分钟通过血液600~700ml，中毒患者只有200ml，减少2/3，胎盘功能降低，影响胎儿发育，绒毛血管阻塞），胎盘退化变性（往往与胚胎发育异常同时存在），胎盘早期剥离（剥离占胎盘总面积的1/3时，胎儿有生命危险；达1/2，胎儿必会在子宫内死亡），前置胎盘多发生于六个月后，因不能供给，断绝了胎儿的营养，流产前，胎儿先行死亡。其次，早期妊娠时胎盘蜕膜（孕卵植入子宫壁数日后，子宫内膜变得很厚，成为蜕膜。蜕膜的功能层分为两层，表面为致密层，下面为海绵层。在孕卵植入的基底部分，为底蜕膜，包盖孕卵表面部分的为包蜕膜，其余部分为真蜕膜。妊娠四个月后，由于胎儿增大，宫腔闭合，包蜕膜与真蜕膜即互相黏合）炎，引起蜕膜出血或息肉样增生，绒毛上皮和蜕膜细胞被溶解，血管栓塞妨碍营养物质的吸收、输送，使胚胎组织从子宫附着处分离；中期胎盘动脉内膜炎，胎盘血管栓塞令胎儿血循环发生障碍而死亡。

（3）母儿血型不合，胎儿红细胞进入母血内，使母体产生免疫抗体。免疫抗体通过胎盘再进入胎血循环，与胎儿红细胞发生凝集而出现溶血现象，引起胎儿溶血证。较常见者有两类，一为A、B、O血型不合，一为猕因子（Rh）不合。有反复性流产或早产。

3. 外伤方面（主力与客力）**约占5%**

剧烈活动，子宫附近腹部手术（尤其妊娠四个月前阑尾、卵巢囊肿切除的干扰），劳累、性交过多、跌仆、堕坠、下腹部遭受踢撞、殴击、杆顶内挫、压榨、洗衣搓板、踩水车、挑重担、长时乘车、粗暴的妇科检查、直接或间接伤及冲任二脉，盆腔充血、子宫收缩、胎盘剥离（常为附着于子宫前壁者），影响继续妊娠，导致流产。

二、表现

基础体温下降37.0℃以下，相继发生下腹部稍痛或下坠，轻度腰骶酸胀，逐渐加重（有的患者也可完全无以上症状）。阴道淋漓流血（早期流产先阴道流血刺激子宫收缩而后腹痛；晚期流产胎盘形成，和足月分娩相同，先子宫收缩腹痛，而后胎盘剥离，阴道流血），初为鲜红，后转褐或棕色，一般数日即停止，常不多于月经之量，内诊子宫颈口不开，仍处关闭状态，宫体增大，与妊娠月份相符。超声波检查可有胎心波和胎动波，尿妊娠试验阳性，如失于治疗，持续7~20天乃即流产，也可自行好转而达足月分娩。

三、处理

《诸病源候论》云："妊娠而恒腰痛者，喜堕胎也。"先兆流产除监护外，避免特殊气味刺激，所谓"闻异香则散"；注意休息，不做阴道检查，通经活络、动血之物均不可用。即养血、抗维生素E缺乏的当归、川芎亦列为禁品。药物治疗，口服1~2剂，出血已止，体温回升37.0℃以上，症状消失2周始能停药。流产后为了促进身体恢复健康，应实行避孕，超过2年，才宜再度妊娠。

（一）气虚不摄型

流出之血色淡质稀，下腹部重坠绵绵作痛，精神萎靡，面呈㿠白，体倦无力，脉象沉弱，以气温煦味甘甜的药物补之。用《景岳全书》举元煎：党参五钱，黄芪五钱，白术三钱，炙甘草二钱，升麻一钱；加阿胶五钱，红枣十枚。每天用糯米四两，煮粥佐饭。吴又可说怀孕"古人有悬钟之喻，梁腐而钟未有不落者"，以党参、黄芪、白术、炙甘草健脾益气，红枣、阿胶养血止漏，升麻提气举胎，补母救子可奏安胎之效。个人师传经验，凡有下坠感者，均要给予黄芪、升麻、柴胡以升举之，此乃悬梁支柱之法。

（二）肾阳不固型

腰痛，下腹部牵坠，腿膝酸软，头眩耳鸣，小便频数，舌苔白滑，脉沉迟无力；或既往有习惯性流产史。用《医学衷中参西录》寿胎丸：菟丝子五钱，续断四钱，桑寄生四钱，阿胶五钱；加砂仁二钱，杜仲三钱，胎盘粉三钱（冲）。川续断、杜仲、砂仁、菟丝子温壮肾阳，桑寄生益肝养血，阿胶护胎止漏，胎盘粉乃血肉精英，"补气近乎参芪，理血效比地归"。效果不显、出血仍不断者，加椿根白皮五钱"涩以止之"。

（三）血热动胎型

血下色紫质稠，下腹坠痛，口干心烦，面红唇赤，喜冷，手足心热，舌苔转黄，脉滑而数。用《景岳全书》保阴煎：生地四钱，山药三钱，白芍三钱，续断三钱，黄芩四钱，黄柏三钱，甘草一钱；加阿胶五钱，旱莲草五钱。以黄芩、黄柏清热祛邪之源，生地、白芍养阴固本，阿胶、旱莲草止血，生甘草泻火、调和诸药。其中黄芩与生地相配则凉血，与阿胶为伍则护胎。全方可使因除证消，母愈胎安。如胎动甚者，加桑寄生五钱、苎麻根五钱，外以井底泥冷敷在心下。丁甘仁治血热之证，均用小蓟、大蓟、丹皮、地骨皮。王孟英的经验"黄芩安胎，宜于实热之体，若血虚有火者，以竹茹、桑叶、丝瓜络为君，随证辅以他药，极有效"。

四、妊娠与各种流产的关系和转换示意

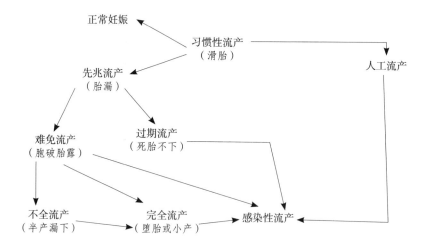

图 2　妊娠与各种流产的关系和转换示意

五、早期流产胚胎组织检查

先兆流产，治疗不及时或药后无效可发展为流产。流出的典型样本是一个孕而不透明稍有血性浸润的胚囊。胎儿小的像灰白色米粒，大的可见头和四肢；羊膜如糯米纸一样，绒毛膜边上有细小的绒毛，放入水中漂浮；蜕膜似橘子皮，一面光，一面粗糙，谓之完全流产。若各膜均有，只缺胎儿，也属完全流产（因胎儿包在羊膜中已先出来，可能掉于厕所内）。相反，只有胎儿而没有其他组织，则为不全流产，仍需设法娩出。凡完全流产者，子宫体即缩小变硬，宫颈口转成了紧闭状态。

第三节 宫外孕

正常卵子在输卵管受精后，一面发育，一面向子宫运动前进，7天左右定居下来。越过此时，本身营养消耗已尽（孕卵于植入子宫内膜之前，其营养主要由卵子本身的滋养卵黄来供给，另外为输卵管上皮、子宫内膜的分泌物所提供），即要自溶，如果在向子宫腔运行路上就地着床，发育生长，形成胎体，这种不从子宫而于子宫之外着床的现象，称为宫外孕，也即是人们所说的"异位成胎"和"胞脉有孕"的输卵管妊娠。其他还有子宫颈妊娠（孕卵进入宫腔，由于发育延缓，游走速度快，子宫内膜运动亢进，宫体收缩，或子宫内膜缺失、过薄、损伤、炎变不能植入，随下行着床，以阴道有血性分泌物为特点）、卵巢妊娠（精子从输卵管落到卵巢上与正在排出的卵子结合；或输卵管妊娠流产胚胎未终，寄生在卵巢上）、腹腔妊娠（精子在腹腔与卵子相遇；或输卵管妊娠流产和破裂，胚胎未终，在腹腔获得血液供应发育生长，其胎盘组织伸展植入周围脏器的腹膜、大网膜、肠管、盆腔壁、阔韧带上），则甚为少见。输卵管坐胎，是一种病理妊娠，在子宫外孕中约占98%。当胚胎发育到一定阶段，40~60天（输卵管间质部肌层较厚，血液丰实，可达3~4个月），像杏核到荔枝大小，因为管腔狭窄，管壁很薄，不能形成肥厚的蜕膜（既分散也不规则），孕卵缺乏日益增加的营养，限制了生长，可产生两种结果：输卵管流产或破裂，绒毛与植入部位剥离，而令妊娠中断。

流产：孕卵发育长大，向管腔膨出时，绒毛穿破蜕膜，胚胎组织脱离管壁，落入管腔中，为输卵管流产。由于管壁薄，肌层收缩力差，出血不易迅速停止。因为接近伞端，通过输卵管收缩将胚胎全部或一部分从伞端推入腹腔内，称完全流产或不完全流产。前者出血少，症状轻；后者出血多，症状重，疼痛往往为阵发性。在发病率上，后者比前者约大十倍。此型以壶腹部和伞部为多见。若不完全流产，其残留绒毛仍未脱离管壁，继续生长发育，以后还可发生输卵管破裂。

破裂：孕卵逐渐发育，绒毛侵入输卵管肌层，浆膜最后穿透管壁，同时胚胎的日益长大，输卵管粗胀向外膨出，也为穿破创造条件。胚胎组织从破口排入腹腔，为输卵管破裂。破向腹腔，发生严重的内出血，或继发性腹腔妊娠；破向阔韧带，形成阔韧带血肿，羊膜未破者，可转为继发性腹膜外妊娠。此型以峡部或间质部为多见，而峡部发生时间较早，在受孕第一周即可发生。由于管腔狭小，不易收缩，近处有输卵管小动脉，尤其是间质部的破裂，能引起致命性出血。

输卵管妊娠流产或破裂，常在外力刺激下，如跌仆、负重跳跃、努大便、颠簸的房事、粗暴的双合诊检查、刮宫术用力牵拉时发生。二者相比，以输卵管流产较多，而医院的急诊统计，则以输卵管破裂占多数。右侧易见，1/2 以上（50%~70%）发生在壶腹部（卵子常于此处受精），其次为峡部（30%~40%），伞部、间质部（占 1%~2%）最少见。大约 300 个妊娠中只有 1 例，还有的文献报道占 2%，似乎太大。无论流产或破裂，此时胚胎多数已经死亡。

若孕妇内出血甚多，失去代偿功能，出现心慌、打哈欠、辗转不安、厥脱前驱症状（若素日体弱或已有贫血者，出血 400ml，就可发生），也不可随便滥用固涩疗法。

一、病因

1. 重点因素

输卵管发育不良（弯曲、细长、呈螺旋状，肌层不发达，不仅形态上有变化，并常缺少纤毛，蠕动乏力），憩室，推衍运行时间，陷于憩室之中不易再出；慢性输卵管炎、黏膜皱襞、管壁周围渗出物粘连愈着（输卵管内膜有十分丰富的皱褶，最易粘连，造成闭锁），输卵管腔狭窄，扭曲、变小（正常时输卵管腔细的地方，只有火柴棒一样粗），纤毛脱落，管壁增厚，蠕动减弱（输卵管肌肉层收缩，产生像蚯蚓爬行，呈向心性节律蠕动，管壁黏膜上的短小纤毛，不断朝子宫方向摆动），孕卵通过转慢，无法前进，而在中途着床。

2. 次要因素

卵巢囊肿，子宫底部、临近脏器肿瘤，压迫输卵管移位和变形，阻止孕卵行进，或不能按时运往子宫腔；长期精神奋激，输卵管痉挛性收缩，孕卵向外游走，游向对侧输卵管中，延误了到达子宫的时间，就地着床。其他输卵管壁子宫内膜异位，增厚、变窄或阻塞；乳婴期输卵管蠕动减弱；输卵管内向部分结核，孕卵不能通过；输卵管结扎绝育术失败，结扎部分再通；输卵管修复手术或通气之后，有时只能疏形通畅，扭曲者伸直，浓缩之黏液排出，轻度的粘连分离，但往往不能恢复其功能活动，孕卵植入能力过早成熟（一般说卵子受精后3~6天即具有植入能力，形成囊胚就得在所处部位立即着床）等，也可导致本病的发生。

二、诊断

输卵管妊娠，常见于生育成熟（一般指18~45岁）的中年妇女，超过25岁之人，半数以上为30~40岁，慢性输卵管炎为唯一的发病因素。在尚未流产或破裂时，无明显症状，不易察觉。通过回顾性了解，有婚后或继发性多年不孕史。月经行潮后（有的因卵巢黄体不足，不能使子宫达到闭经程度；或峡部妊娠，月经仅过几天即发生），出现恶心呕吐、择食等早孕现象，每每下腹一侧有轻微胀坠和隐痛感（输卵管被胚胎组织扩张，痉挛性收缩）。检查时，输卵管略有膨大或柔软性包块，稍有压痛，尿妊娠试验阳性，刮宫未见绒毛仅为蜕膜组织，才能考虑子宫外孕——输卵管妊娠破裂，从症状与病情上说，较流产为重，至少 1/10 的患者血压下降，有的破口只似针头大，然可血流满腹（输卵管血液由卵巢动脉及子宫动脉的上行支供应），其量达 1000~2000ml，约占人体全血量的 20%~40%（间质部破裂最易大出血）。痛势剧烈，难以忍受，蜷腰屈腿，不敢转侧，喊叫，冒汗，脉搏沉弦，呻吟不已，属于急腹症之一。输卵管妊娠无论是新鲜破裂或陈旧性再次破裂，均应立即收住入院，积极治疗。

三、表现

（一）出血期

约 90% 以上的患者下腹部疼痛（无内出血者，其痛可能因肠蠕动或输卵管痉挛和子宫收缩，排出蜕膜引起的），输卵管破裂时，如同刀割，撕裂，脉搏弦甚似偃刀。口的周围易出现 2~3mm 宽、界限清楚的白色条纹，谓之口周围血晕。血液流入腹腔，形成积血，转为持续性全腹皆痛、发硬，呈压痛或反跳痛；刺激膈肌出现胃痛，肩胛反射痛；血液聚于直肠窝时（子宫直肠窝与阴道后穹窿仅隔一层阴道壁和腹腔组织，为腹腔最低部分，当积水、积血、积脓时，首先流向此处，采取后穹窿穿刺，最有诊断价值），有肛门下坠（或痛）和欲大便的里急后重感，然而没有急性炎症的表现。若出血不多，血液凝聚，其痛可暂时缓解，但数小时或数日后，反复破裂或流产，再次出血，又行发作。阴道点滴流血，时出时止（卵巢受绒毛产生的促性腺激素的影响，分泌孕激素，令子宫内膜变成蜕膜，充血肥厚。胚胎死亡，孕激素减少，蜕膜即自行剥离，发生少量出血；还有极少部分来自输卵管中），呈黑褐色。

妇科检查子宫颈动摇痛（牵涉病灶），宫体处于大量游离的血液中，有漂浮荡样感，附件有抵抗，不可对合。后穹窿饱满，穿刺可吸出陈旧暗红色久置不凝结的血液（因腹腔血液中部分水分已被腹膜吸收，血红蛋白高于末梢血液，穿刺抽出之血滴在纱布上，无红油现象，有黑色点状血渣。镜下所见多为散在分布皱缩的红细胞，呈花边状），还表示纤维蛋白原的消耗（内出血少或变硬时，也可抽不出血来，但不能否定输卵管妊娠的存在）。凡出血不足 100ml，通常无明显变化，仅有移动性浊音；超过 800ml者，头晕，出汗，口渴，收缩压降至 90~70mmHg，阴虚血亏，阴气无所附丽，越之于外，脉搏转数，每分钟 100 次以上，细而无力；超过 1200ml，面色苍白，眼花，恶心呕吐，口唇、指甲发紫，收缩压 70~60mmHg，脉搏如梨园之急板鼓，每分钟 120 次以上；超过 1600ml，呼吸薄弱，反应迟钝，收缩压 60~50mmHg，脉压缩小，血容量减少，有效循环量灌注不足，有低血容量性厥脱现象；超过 2000ml，则面无血色，"血为枯骨"，尿量大减，神识模糊，血压不易测到，脉搏胃神根消失，也难触出，从而危及生命。必要时，应配合输血、补液、给氧、保温等措施，做好两手准备，一面尽可能采用保守方法，口服中药；一面也要掌握病情恶化立即手术。

（二）瘀结期

1~3 天出血停止（腹腔出血控制后，仍可有阴道流血），腹痛减轻（治疗后大多 30 天内消失，平均为 10 天，半数 7 天即无感觉）。此后所出之血在输卵管周围凝结，随着血块的逐渐增大，并朝子宫方向一侧或两侧扩展，甚则包绕子宫；或者胚胎离开管壁后留在管腔，形成输卵管血肿。盆腔探诊，可触到边界，不太清楚的包块，如湿面团，不易与子宫分开。患者病情日趋稳定，面色转佳，有低热和腹胀的情况，绒毛全部分离，胎儿包在血块中而死亡。一般胚胎死后 7~10 天，尿妊娠试验转为阴性。

四、与子宫内早期妊娠流产的鉴别

1. 共同点

有早期妊娠反应和征象，如呕恶、择食（输卵管妊娠，因孕月短，仅占

1/4 左右）、停经（输卵管妊娠约占 80% 以上）、尿妊娠试验阳性、阴道流血等。

2.区别点

（1）**输卵管妊娠流产或破裂**：突然发生，先开始腹痛而后阴道流血，痛势剧烈，限于下腹部一侧，有压痛与反跳痛。阴道流血不多，虽能持续 1~2 周（少者 3 天，个别人能长达两个月或更久），常不超过月经之量（偶尔有大出血），色暗红或咖啡色，可有子宫蜕膜退行性变性、坏死、剥离的管形物（与子宫腔完全相同的等边三角形肉囊管状组织，洗净放清水中，可见表面盖有白色米屑样小颗粒，微微凸起，无有漂浮的绒毛，证明胚胎已死，不在子宫腔内），或呈碎片状（占 50%）排出。子宫颈举痛、动摇痛，穹窿触痛，穿刺系可靠的诊断（注意可引起感染、败血症、形成腹腔较大的脓肿）。子宫旁有肿块，易发生恶心、呕吐和厥脱现象。厥脱时，与体外流血量并不相称。

（2）**子宫内早期妊娠流产**：缓慢发生，先开始阴道流血而后腹部坠痛，痛势很轻，因子宫收缩关系，呈阵发性，局限于下腹的中央。阴道流血较多（先兆流量少，难免流产量多，不全流产最多），色鲜红，排出物有胚胎成分（绒毛、胎盘或胎体），子宫旁无肿块，无移动性浊音，无子宫颈举痛、动摇痛，无腹膜刺激的症状（呕吐、肩痛、肋痛），极少发生厥脱情况，厥脱时和体外流血量一般是相称的。

五、治则

输卵管妊娠、流产或破裂，以扶正、散瘀、通便消癥为主要治疗方法。患者有腹痛、急性出血、腹膜刺激等症状，卧床休息，减少体位变动，吃营养比较高的食物，禁做内诊检查，保持大便通畅，避免过度用力，预防一切感染。

（一）出血期

急性发作阶段，针对主要矛盾，阳随阴亡，气随血脱，先进行扶阳补气，予以扶正固本，遵照前人经验，阴阳俱虚，气血双伤，"养阳在滋阴之上"，"益气在补血之先"，培养抵抗力，提高机体对损害的修复，使情况向好的方向转化。厥脱得到纠正，手足温暖，脉搏变强，尿量增加，血压回升，然后再议他证。当出血之际，一般均不适用炭类药物，其收敛固涩所含鞣质尽管能缩短凝血、出血时间，促进血小板生成，有止血作用，但影响子宫内膜脱落，阴道流血不易停止，还会燥结大便，瘀血难以吸收，肿块不易缩小，反而变硬，增加痛感。出血已止，病程稳定，要进行活血散瘀，采用"逆流挽舟法"。中医学认为输卵管妊娠非子宫内孕，乃瘀血所结、流产或破裂。虽然内出血很多，"盈中夹虚""实有羸状"，但有"邪实痛剧""痛有定处""其处拒按"的现象，不同于一般的虚证，系"血溢脉外"，积血梗阻，离经之血，聚而成瘀，"有形之积"阻于下腹，影响气机升降，属"痛因不通""不通则痛"，活血散瘀，可把血肿、凝块除去，新血即能归经，"祛瘀生新"，气血畅行，从而"通则不痛"。凡饮食不当，出血刺激，发生粘连，肠道传导功能失常，蠕动弛缓，气体与食物停滞不行，引起恶心呕吐，不排矢气，鼓肠腹胀，大便秘结，肠鸣音减弱或消失，患者辗转不安，不仅可使腹痛加重，还会再次导致破裂出血，应及时配合攻下药物，"中满者泻之于内"，促进肠道蠕动，增加肠道容积，改善肠道的血液循环，"急下存阴"，大黄、芒硝同样可用（有寒象者加肉桂少许），对增进食欲，恢复体力，软化血肿，消除包块，减少出血，预防二次破裂均有一定意义。情况好转之人，能连用两次，相隔24~48小时重复一次，注意大黄不可久煎，以免所含鞣酸类析出，反起收敛作用。另外，麻痹缓解汤（厚朴一两，炒莱菔子二两，枳壳、桃仁、赤芍、甘草、芒硝各三钱）也可参考应用。

（二）瘀结期

慢性稳定阶段，胚胎死亡，时间已久，腹腔所出之血汇聚，机化变硬，且与邻近器官粘连，形成下腹部的包块，并有触痛，采用"结者散之""全者削之"、活血散瘀的手段。抽丝剥茧，为唯一的治疗方法，直至全部吸收、触诊消失为止，一般说大约2~4个月（出血未形成包块，50天内消失，包块大，凝结较硬，吸收最慢）。超过20cm以上者，常需七八个月，血凝包块在早期每日吸收量很大，当缩小到一定程度，吸收量若减少，时间拖长，此种陈旧性宫外孕，多以肛门坠胀感（或大便时肛门内坠）为主，子宫积血即下，也可月经来潮。

六、护理

本病除药物治疗外，护理工作也很重要。患者入院，应组织中西医务人员配合急救。出血期，要绝对卧床，取头低足高位，切勿过早活动，减少突然改变体位、经常翻滚身子，或增加腹压动作、剧烈咳嗽与强努大便，防止加重病情，严密观察血压变化和腹痛的情况，控制汤水饮食，不能进食生冷油腻以及难以消化之物。待病情稳定后，才可适当起床活动。在瘀结期，一般不受此限，但仍不宜参加过度劳动，保证一定的休息。只有早孕反应消失，出血完全停止，阴道排膜或有泌乳现象，包块变软，有明显的缩小，尿妊娠试验两次都转阴性（胚胎死亡，尿蟾蜍妊娠试验的阴转较免疫试验多早）之后（当尿中绒毛膜促性腺激素减少，用一般妊娠试验不能产生阳性反应时，如做尿浓缩试验比较可靠），才能离开医院。出院后要定期随访，半个月~1个月复查1次，根据血凝包块和盆腔检查情况，再决定停药时间。

七、处方

1. 急救

随着阴血暴亡，阳衰气竭，发生厥脱时，精神萎靡，额汗频流，体温低落，脉微欲绝，手足冰冷，血压下降，用人参附子甘草汤：人参五钱~一两，附子三~八钱，炙甘草五钱~一两。大汗淋漓不止，加五味子三~五钱以防变化成为不可逆之证。当情况出现好转，应停止服用，否则血压升高太快，加重内出血，同时中满作胀，影响对瘀血的吸收，腹痛不减。另一方面，血压过低，也要考虑麝香、蟾酥、鹿茸粉、白芷、艾叶、陈皮、补骨脂、红花、紫灵芝、细辛等升压药物的酌情使用。

2. 主方

临床所用具有代表性之方，首推《医学衷中参西录》活络效灵丹加减而来的宫外孕汤Ⅰ号：丹参三～五钱，赤芍三～五钱，乳香二～三钱，没药二～三钱，桃仁二～三钱。乳香、没药二味短缺，也可减去换成醋炒元胡三～四钱。以丹参、赤芍、桃仁理血化瘀，推陈致新；元胡配乳香偏于行气，没药为伍，长于活血，三者同用则止痛作用最优。凝血包块从内部开始由硬变软，而后逐渐吸收。临床经验，如加入肉桂、炮姜以助温化之力，可使所出之血吸收得更快。

3. 随症用药

活动性出血，加山羊血、三七；胸中胀闷加厚朴（或厚朴花）、枳壳、槟榔；病况已趋稳定，腹痛虽减，但持续不止，加乌药、蒲黄、五灵脂、香附、橘核、荔枝核；凝血包块较大，加三棱、莪术（即宫外孕汤Ⅱ号）、凌霄花、䗪虫、苏木、红花、琥珀、鹿角粉、水蛭、山甲珠，以增强行气、散瘀、止痛的作用。尿妊娠试验仍为阳性，超声波探测如显示包块中活动的胎体反射，胎心反射与羊膜囊波形，表示孕卵未终。绒毛尚存活，胚胎继续发育（临床所见只要阴道流血，2周后很少再为阳性），加花粉（针剂臀部肌内注射较好，有使绒毛、胎盘变性坏死，血循环中断，胎体死亡等特异作用）一两、皂角三钱、血竭一钱；或蜈蚣粉一钱、全蝎粉一钱、牛膝五钱，抑生杀胚。经血包块分解产物吸收时发热者（一般不超过38℃）加丹皮、醋炒鳖甲、生地、旱莲草。于治疗过程中，根据情况，可酌加银花、连翘、公英、鸭跖草、大青叶、败酱草等，以清热消炎，防止继发感染。

避免脏器之间发生粘连，局部外敷血竭散：麝香五厘，樟脑一钱，血竭三钱，松香三钱，银朱三钱，置瓷缸中，用时加热即转成糊状。麝香后入，随着包块的大小，将药膏摊油纸上，趁热贴在腹部痛处，用纱布盖上绷带扎好，24小时换药1次。或用盐醋包，大粒食盐0.5~1kg，小火上用铁锅炒热，加适量陈醋再炒5分钟，包于三层布内，放在腹部包块之处，每早晚各1次。还可内服《卫生宝鉴》见晛丹：水蛭一两，血竭四钱，桃仁一两，三棱一两，木香五钱，醋炒元胡三钱，鬼箭羽一两，紫石英三钱，肉桂一两，附子三钱。水泛为丸，每次二钱，日服 2 次。

陈旧性宫外孕，配合药物灌肠，对消散瘀血促进经血包块的吸收，控制感染，有良好的效果。以丹参、桃仁、红花各三钱，蕺菜、公英、鸭跖草各一两，水煎浓缩成 100ml，加普鲁卡因 0.25g，每日保留灌肠 1 次，10 次为 1 个疗程。过此之后，2 天 1 次，再用 10 次，即行停止。

八、治愈标准

1. 近期疗效

临床症状消失，无再次破裂，腹内游动性血液吸收，或血肿包块缩小，大于 10cm 以上者，小到最大直径的 1/3 以下，尿妊娠试验两次都为阴性。

2. 远期治愈

所有症状，尽皆消失，血包块完全吸收，月经恢复来潮，已有 2 个周期。

九、手术指征

（1）疑为输卵管间质部、子宫角部或畸形子宫（残角子宫多于四个月后发生破裂）妊娠，出血甚多，病情危重。

（2）药物流产不见好转，包块继续增大，尿妊娠试验持续阳性（因妊娠时间短，阳性率比正常 "95%" 为低，仅占 "40%~60%"，有时妊娠阴性也不能排除胚胎已死）。

（3）反复发生厥脱现象，患者经产、多胎、有绝育的要求，血压升后又降，输卵管虽然屡次破损，胚胎继续发育。

（4）并发完全性肠梗阻或肠扭转，或盆腔炎，不能控制，可考虑开腹手术解决，以防病情恶化造成死亡。

操作：打开腹腔，将血吸出，采取自体输血（出血不超过 48 小时，新鲜而无感染）的同时，立即提起子宫，找到输卵管破裂地方，以卵圆钳夹住出血点，使流血停止，然后进行手术，一般把患侧输卵管全部切除掉，保留卵巢。如对侧输卵管有炎症现象，而患者此后又不欲生育者，应一并除去，免遗再患。

第四节　水肿

妊娠接近晚期六个月后，体内水分、盐类代谢能力比正常明显降低，子宫扩大，压迫盆腔血管，静脉血液回流受阻，下肢血管内压力增加，时有足踝部轻度水肿，但不超过膝部，经过一夜卧床休息，可以消退，乃生理性水肿，为正常情况，产后自愈（有人观察，妊娠期下肢毛细血管静脉端的压力能增高到 90mmHg，至妊娠晚期胎头下降进入盆腔时，下肢静脉压可高达 244mmHg，为孕妇直立时间过久，下肢静脉回流受阻，水肿更为明显）。若水肿向上发展，到达腿、腹部，甚至全身，休息后并不消退，无高血压、蛋白尿，称单纯性妊娠水肿。《医宗金鉴·妇科心法》中说："头面四肢肿子肿，自膝至足子气名，肿胀喘满曰子满，但脚肿者脆皱称。"为血流缓慢，缺氧，毛细血管内皮细胞受损，渗透性增高，水分由毛细血管壁进入组织内，而且加上钠和水的潴留所引起（组织中潴留的钠离子有约束的作用）。由于组织对感染的抵抗能力和再生能力均减弱，最易发生感染。一旦创伤或出现溃疡后，也不好愈合。

中医学指出脾的运化升清降浊功能、肾的气化与开阖功能、肺的散布及通调水道的功能，构成人体正常的水液运行，当其中某一环节有了障碍，即可发生水肿情况。主要表现为尿量减少，体重急剧增加，每周超过 500g（正常妊娠从三个月开始体重明显增加，六个月后，平均每周增加 350~400g，虽在末一个月也不应超过 500g，如增加太慢或不够，往往为胎儿发育不良和孕妇有病）以上，皮肤薄白光亮，按之凹陷，不易随手而起（隐性水肿，为液体积于各器官组织间隙或深部结缔组织中，虽体重增加，外观并无肿象，气滞型即属此类）。如同时伴有高血压（当测得血压升高时，应让孕妇休息 1

小时左右，再行测量，方可为准）和蛋白尿（正常人尿中无蛋白。尿蛋白定量为 24 小时的排出超过 0.5g，即应视为病态），系晚期妊娠中毒，与全身小动脉痉挛有关，进一步有发生子痫的可能。

治疗期间，应少吃咸物、含钠的食品（含苏打或碱的馒头、油条三类），限制饮水量，每日食盐的摄取不宜超过 3g（平素 10~20g），调味用无盐酱油，要多喝浓缩的豆浆，以鲫鱼或鲤鱼佐餐，注意除了芫花、二丑、马齿苋、红花、益母草之外，其他利尿药茯苓、猪苓、泽泻、鸭跖草、萹蓄、半边莲、瞿麦、车前草、玉米须、金钱草、冬瓜皮、夏枯草、桑白皮、罗布麻、木通、白茅根、白术、郁李仁、黄芪、山萸、海金沙、石韦、地肤子、茶叶、万年青、桑寄生、黄芩、紫灵芝、旋覆花、决明子、连翘、苦参、蕺菜、香薷、秦皮、浮萍、羊藿叶、啤酒花等，均可根据病情需要斟酌应用。临床根据水肿程度，分为四级。

"+"：限于膝部以下，足和小腿明显水肿，休息后可以回退，谓之一级。

"++"：水肿超过膝部，上升至大腿，皮肤紧张，皱纹消失，指按凹陷，谓之二级。

"+++"：水肿已波及腹部与外阴，较前更甚，皮肤苍白发亮，质硬，局部温度下降，谓之三级。

"++++"：全身浮肿，部分人伴有腹水，为最严重者。谓之四级。

（一）脾失健运型

[病因病机]　素来脾虚，饮食不节，过吃生冷，损伤脾气，"湿困中州"，脾阳不振，运化无力，不能为胃行其津液，水邪流溢，聚于肌肤，形成水肿。

[主要表现]　胸闷气短，中满腹胀，四肢不温，身体困倦，大便溏泄，尿量减少，舌体胖嫩，其苔白腻，脉象缓而无力。

[重点治疗]　燥脾渗湿，以洁净府，据"治湿不利小便非其治也"的原则，取筑以防堤形可顺流法，用《全生指迷方》白术散，改为汤剂：白

术四钱，茯苓皮三钱，陈皮三钱，大腹皮三钱，生姜皮三钱；加黄芪五钱。以白术健脾为重，陈皮行气促进水湿的运化，茯苓皮、大腹皮、生姜皮利水，通畅尿路，黄芪益气转枢三焦，也有能利小便的作用。应用不便，也可换服商品成药当归芍药散。

（二）肾不化气型

[**病因病机**]　平时肾亏，孕后养胎又耗肾气，因而肾阳无力敷布以化气行水，水液不能下行，随泛于全身，下焦失去"如渎"的作用。

[**主要表现**]　面浮足肿，顽固不消，脸色晦暗，似蒙烟尘，心悸，腰酸，下肢畏冷，小便量少，舌面淡而无华，脉沉且弱。

[**重点治疗**]　前人形容脾胃如釜，"命门"为炉火，火衰则釜冷，水谷不易消融。"其在下者引而竭之，使水归其壑。"用《伤寒论》真武汤：炮附子三钱，白术四钱，茯苓三钱，生姜二钱，去白芍，换泽泻三钱。以炮附子温助肾阳，白术益脾燥湿，茯苓、泽泻行水，生姜和胃。黄宫绣《本草求真》云："肉桂气味甘辛，其色紫赤，有鼓舞血气之能，性体纯阳有招导引诱之力。"加肉桂3g，促进"少火生气""阴生阳长"，使"气归精""精归化"，"气上腾变为水""水下行转为尿"，而收化气之功。

（三）气滞化水型

[**病因病机**]　肺主一身之气，为水之上源，长期忧郁，气机不畅，妊娠后胎体已大，妨碍气机升降时，就会影响肺气散布，不能通调水道，下输膀胱。经验证明，此类较少。

[**主要表现**]　水肿可以从妊娠早期三个月开始，晨轻暮重，皮色不变，按之虽有凹陷，然能随手起复。患者精神不舒，脉呈弦象，身重足胀，行动困难。

[**重点治疗**]　"导水必自高原，温开辛金"，通调水道，下窍可启，有"提壶揭盖"之意，用《妇人大全良方》天仙藤散：天仙藤四钱，香附三钱，陈皮三钱，乌药三钱，木瓜二钱，苏叶二钱，甘草一钱，生姜一钱。以天仙藤、香附、乌药、陈皮调畅流利气机，苏叶气味芳香，生姜宣开气

郁、辛散湿邪，甘草少量矫味和诸药。张山雷的经验："宣通肺气，紫菀、马兜铃、桑白皮、路路通等，具为通泄小水极验之药"，也可酌情投入。

[随症用药] 多痰气喘，加葶苈子三钱、蝼蛄两个；足部肿甚，加防己三钱、虫笋一两；胸中胀满、饮食不佳，加砂仁三钱、枳壳一钱、厚朴花三钱。根据情况还可以考虑应用《瘦吟医赘》方：新绛二钱，蜣螂虫二钱，元胡二钱，丝瓜络四钱，木瓜二钱，通草二钱，路路通三钱，薏苡仁三钱，香橼三钱，佛手三钱，郁金一钱，远志一钱。民间验方以鲤鱼或鲫鱼与大蒜炖服也有效。

第五节　先兆子痫和子痫

孕妇在妊娠过程中，能发生中毒现象，一为早期中毒乃恶阻剧吐，一为晚期中毒因胎盘、子宫蜕膜缺血缺氧产生加压物质作用末梢血管，引起血管痉挛，或全身性疾患，如高血压。慢性肾小球肾炎、小动脉病变，发展成先兆子痫和子痫。怀孕七个月后，出现高血压（相隔 2~3 天有两次血压超过 130/90mmHg，或比原来基础血压增升 30/15mmHg 以上）眩晕（血压增高的孕妇，在妊娠早期有时高于正常，中期约 1/2 血压转低，至晚期复又上升。原发性者，60% 表现进行性，越近预产期血压越高，约 1/3 可能发生子痫），兼见水肿（体重每周增加 500g 以上）及蛋白尿（比高血压、水肿发生较晚，提示病情已渐严重），并有胸闷、眼花、呕吐等名先兆子痫，症状加剧，尿中出现管型或红细胞，进一步增加抽搐、昏迷者，则系子痫。

中医学从其发作情况，称为"自冒"与"妊娠痫证"。子痫可发生于产前（妊娠期）、产时（分娩期）和产后（产褥期），产前多见（约占 70%），产后（分娩后 48 小时之内，个别能推迟到 7 天）少见，常为年轻子宫动脉较经产妇细小腹壁过紧的初孕妇（约占 70%）、子宫膨大张力过高的双胎（高于单胎 4~5 倍）、葡萄胎、羊水过多、身体矮胖颈项短粗、精神紧张、30 岁以下之人。而且也与气候变化有关，冬春发病率普遍比夏秋为高，北方多于南方。在治疗期间，应注意量血压、称体重（每次称时穿衣服要一致，排空膀胱，脱下鞋子），验小便，严密观察病情变化。如处理不及时，血管持续痉挛，管壁长期缺氧，导致硬化，轻者给孕妇遗留永久性高血压（占10%~20%）或慢性肾炎，重者可母子同归死亡（胎儿死亡率约为40%，一因早产，二因中毒，三因镇静用药，四因手术）。治愈之后，约1/4~1/3于再次妊娠时，还有复发的可能。

一、病因病理

孕后脾、肝、肾因发挥养胎作用，负担增重，若以往功能失常，于胎儿逐月长大时，脾气不足运化无力，水湿潴留引起水肿（肾血管痉挛时，肾血流量减少，肾小球滤过率降低，肾素分泌增加，产生血管紧张素，刺激肾上腺皮质分泌醛固酮，使肾小管对钠的再吸收增加，体内钠离子潴留；或由于全身小动脉痉挛，毛细血管缺氧，通透性增加时，水分从毛细血管漏到组织间隙，而发生水肿现象）。肝阳上亢，血压升高（全身小动脉痉挛时，管腔变窄，周围血管阻力增加，大动脉压力升高）、头痛（颅内压增高，导致血管脑膜紧张度增加）、眩晕、耳鸣（耳窝和前庭神经受压与水肿）、眼花黑蒙（眼底血管痉挛，视网膜水肿。血压高达150/100mmHg以上时，眼底检查很有意义，血压越高，视网膜病变也越重，极严重者，可有出血及渗出物），"脱阴者目盲"，血不养筋，内风暴动，抽搐，昏迷（脑部小动脉痉挛，脑组织水肿，造成缺氧状态）。肾虚气化紊乱，精华不能回收，则尿中混有蛋白物质。

妊娠中毒证，根据轻重程度分为三类，轻度分水肿或高血压；中度水肿、高血压、蛋白尿有两项者；重度即先兆子痫和子痫。从"诸风掉眩，皆属于肝""诸暴强直，皆属于风"的发病特点，着重镇肝解痉、降压利尿、防抽回苏。前人论证"火邪之微者可以湿伏，可以水灭；火邪之甚者，得湿而熸，遇水而燔"，只有潜阳息风，才能使"龙雷之火"下降，"沉没于渊"。因此凡辛热、香燥、伤阴之物，一般不宜使用。叶子雨门人宝玉珊说："滋腻妨中运，刚烈动内风，苦寒伤生气，辛热耗营液。"预防先兆子痫，可用扁鹊三豆饮：赤小豆一两，黑豆一两，绿豆一两，银花五钱，甘草一钱。停止"膏粱厚味"，禁用"醇酒炙煿"，高血压、眼底出血，要多食生吃西红柿。

二、治疗

（一）先兆子痫

以显示高血压脑病为重，头昏，烦躁，失眠，脉搏弦滑，甚则胸闷有似紧缚，呕吐（与颅压升高和脑室膨胀有关，多于早晨起床时发生），视物不佳（视力减退，甚至复现，盲点，暂时失明）。并发症的心功能不全，肾功能衰竭，胎盘早期剥离，也可出现在此阶段。经过积极治疗，能够杜绝子痫的发生。

（1）水肿尿少，24小时排出量低于800ml，质浓呈茶褐色，用黄芪四苓饮：黄芪四钱，白术三钱，茯苓三钱，猪苓三钱，泽泻三钱；加瞿麦穗三钱，葫芦瓢一两。以白术燥脾，葫芦瓢、二苓、泽泻利水行湿，瞿麦穗畅利尿道；黄芪既可益气，还有通下小便的作用。

（2）头痛（前额和后顶部）如钻似跳，或"蒙蔽清窍"，眩晕如坐舟车，血压升高达170/110mmHg（除非在慢性高血压基础上，收缩压一般很少超过200mmHg，这是二者不同之处），根据"滋水则木得泽荣，阴充则风自息"，乙癸同源之理，肝肾两治，用菊芍地参二至三甲煎：菊花五钱，白芍三钱，生地三钱，沙参三钱，女贞子三钱，旱莲草三钱，牡蛎三钱，龟甲三钱，石决明三钱；加磁石一两以定志，引肺金之气而入肾。以菊花清上，女贞子、旱莲草养阴，生地、白芍和血，牡蛎、龟甲、石决明介类沉降；磁石"坠炎上之火以定志，引肺金之气而入肾"。方义是滋阴与养血同用，柔肝和潜阳并举。若便秘，脉来滑数，加山栀三钱、龙胆草二钱、决明子三钱。必要时，各种降压药物，以黄芩、白蒺藜、桑白皮、玉米须（花柱）、荞麦、豨莶草、桑寄生、葛根、臭梧桐叶、地龙、黄瓜藤、小蓟、地骨皮、车前草、茺蔚子、汉防己、罗布麻叶、长春花、钩藤、莲子心、萝芙木、丹皮、黄连，具有清热、平肝、泻火、凉血者，均可酌情选入。有抑制血管运动中枢、扩张外周血管和镇静等作用。玄参最适于肾性高血压；夏枯草一味，含有大量钾盐，其降压利尿的作用，对预防子痫较为显著。

（3）每日在脊背从大椎捏至长强2次，1次6~10遍，并采用"开天门"法，按摩头部，揉涌泉穴30遍，降低血压，减轻症状。

（二）子痫

子痫之名，出巢元方《诸病源候论》，因先兆子痫未及时发现或流产不当发展而成。开始精神模糊，双眼发直，眼睑痉挛，球体动转凝视一方，瞳孔散大，颜面肌肉颤动，随之牙关紧闭，四肢强直，抽搐，面部充血呈紫蓝色（严重缺氧时，血中还原蛋白增加，从体表毛细血管网透过皮肤黏膜出现暗蓝、青紫色，以口唇、鼻尖和甲床易显），曲臂握拳，小腿内翻，口吐白的或带血泡沫。半分钟，全身剧烈震颤，似乎将要窒息，患者吸一口长气，又有了呼吸，1分钟逐渐清醒，全身松弛，呼吸恢复，多转入昏迷状态，唾液、痰涎积聚于喉部和气管，呼吸带鼾声，经过数分钟或几小时苏醒过来，个别人也可能"形气绝"，昏迷不醒，直至死亡。谓之"一厥不返"。轻者发作一二次（产时子痫往往只有1次），重者数十次（一般不超过10次，最多可达60~100次），两次相隔时间，由数分钟至几小时不等（大多20分钟至1小时），如长时昏迷不醒，"血菀于上"，有脑溢血（脑部7秒钟完全缺氧，发生昏迷，5分钟后可死亡，一般为非完全缺血缺氧状态）的可能。尿量减少（24小时尿量少于400ml，后每小时少于17ml为少尿；24小时少于50ml为无尿），脉搏每分钟在120次以上，血压超过200/110mmHg，体温上升已越39℃（与脑水肿或脑缺血缺氧有关），抽搐10次以上，24小时（或每升）小便中含蛋白突破10g，则预后不良。若血压迅速下降，收缩压在70mmHg以下，表示血液循环衰竭，是极其危险的征兆。

（1）抽搐，用定痉散：僵蚕八分，全蝎三分，马宝六分，青蒿虫一钱。昏迷时，意识完全丧失，舌赤、脉数偏热者，用商品成药安宫牛黄丸；血压不高，痰浊壅盛，不显热象者，用苏合香丸，芳香开窍，醒神回苏，兴奋中枢神经，均每次1~2粒，以菖蒲三钱、郁金三钱、远志一钱，煎水溶化加姜汁一匙，取鼻饲法。如使用醒脑净（安宫牛黄丸去犀角、珍珠、雄黄等，制成针剂，与原丸效果相似），每次2~4ml，肌内注射也可，美中不足之处，对改善脑实质细胞损害后的功能，无恢复作用。

（2）苏醒后，据"平肝应潜阳，治风兼养血，血行风自灭"之理，用羚角钩藤汤加减：羚羊角粉一两（或以山羊角十倍的量代之），钩藤四两，白芍三两，天麻三两，阿胶三两，鸡子黄二枚（冲），紫贝齿五钱，珍珠母五钱，石决明五钱，黄芩三钱，夏枯草五钱，竹沥一钱。以白芍、阿胶、鸡子黄滋木养阴益血，天麻定痉，竹沥通络逐痰，钩藤、羚羊角平肝，三贝重镇息风潜阳，有阻止复发的作用。痰多而黏不易吐出，加贝母三钱、天竺黄一钱、海浮石三钱。其他抗惊厥的药物如蜈蚣、地龙、胆星、丹皮、辛夷、僵蚕、全蝎、牛黄、蝉蜕等，也可酌情投用。产前子痫，为胎儿娩出或于腹内窒息（胎盘缺氧，绒毛发生退行性病变，出血、坏死、栓塞）死亡，则症状即可解除。

三、临床护理

无论先兆子痫或子痫，都应住在安静环境，尤其子痫需卧床休息，撤掉枕头，避免一切噪声，强光刺激，以免使抽搐发作，坠地摔伤，委托有经验的专人护理，安置床挡，每日吃高度浓缩豆浆，低盐或无盐饮食，控制进水量，血压复测每2~6小时测试1次，体重隔日测称1次，记录24小时饮食和排出水量，特别是尿的多少（急性肾功能衰竭，用大黄、白头翁、牡蛎、桂枝、槐米等药物做透析液灌肠，日100~200ml，1日1次），而且还要化验尿中的蛋白。抽搐阶段，把患者衣领解开，以利呼吸，移入暗室，取出假牙，口内横放上纱布（或手帕）包裹的压舌板或筷子，木片（置于两白齿之间），不要强压肢体，以免吞进异物，咬破唇舌和发生骨折。头宜扭向一边，采取侧卧，防止痰与黏液等吸入肺中，引起窒息发生吸入性肺炎。凡年龄大、发病早，初次抽搐离分娩时间长（抽搐次数多，持续时间长，昏迷过久，对健康威胁较大，个别人产后遗有精神病。只要抽搐不止、昏迷不醒，用鼻饲的方法维持营养和水分，严禁口服汤水及强灌药物，更不可做任何手术。多数人因子宫阵发性宫缩，其面大于1/3，则胎儿死亡，同时可伴发子宫壁各层出血，使子宫肌纤维分裂坏死，患者持续性腹痛，子宫失去正常舒缩交替的能力，而变得坚硬，压痛明显，出血多者，可呈虚脱状态，产后持续流血不止）。反之无有分娩制动，经 7~10 天治疗无效，且有发展倾向，"留人治病"，应考虑终止妊娠（引产若在 7 个月前，胎儿存活率甚低，7 个月后每延长妊娠 1 周，胎儿存活率可增加 10%）。估计胎儿出生可存活，到了预产期，服用药物 2~3 天，症状基本得到控制，清醒 24 小时后，可给予药物或手术引产，以防再发，初产妇建议剖腹产。当胎儿生下，情况就明显好转，抽搐停止，尿量增加，神志逐渐恢复，蛋白尿及水肿现象 4~5 天消失，血压 2 周内也转为正常（若持续 1 个月仍不下降者，则可能成持续性高血压）。重症暂时不宜哺乳。个别者肾功能仍不好，蛋白尿依然存在，酌情服用黄芪（也可降低非蛋白氮，提高酚红试验排泄率）、人参、党参、白术、茯苓、山药、当归、枸杞、金樱子、桑螵蛸、桑寄生、女贞子、首乌、鹿衔草、芡实子、乌梅、怀牛膝、杜仲、生地、玄参、麦冬、菟丝子、益母草、鳖甲胶、龟甲胶、蝉蜕或当归芍药散等。

四、与癫痫的鉴别与诊断

表 1　子痫与癫痫的鉴别

病名	病史	血压	瞳孔	尿	血化学变化	发作情况
子痫	发生妊娠晚期七个月后	显著增高	散大（少数有缩小）	蛋白尿，少数透明管型，严重者有红、白细胞	①尿酸增高 ②NPN（±）③CO_2 结合力低	强直性、阵发性抽搐，抽搐后可苏醒、可昏迷，再次发作
癫痫	素有癫痫病史	正常	缩小	无改变	—	突然发作，或立即昏倒，抽搐仅 1 次，可达数分钟，醒后为常人，很少连续发作

附注：①尿酸：正常 100ml 血中含 2~4g，中毒则增加，而肾功能损害，可造成酸中毒。

②NPN：血清中正常 100ml 有 25~35ml，中毒则超过此数。

③CO_2 结合力：正常为 55%~70% 容积，中毒则低于此数。

第七章 产褥病

怀孕至 280 日（凡孕妇年龄大、月经初潮晚、周期长或多年不孕和闭经之人，妊娠期可延长，有的长达 340 天并未发现胎盘老化的情况），胎儿便要降生，分娩的发动，是各种因素的综合效应，平时月经周期短不足 1 个月者，多在预产期前发动，周期长在四五十天左右，则于预产期后发动，薛立斋校注《妇人良方》上谓之临盆（古代民间分娩坐在盆上。一方面借地心引力和运用腹肌、提肛肌压力使胎儿易于下降出生，以缩短产程；另一方面可令羊水、胎盘、胎膜、脐带、血液等落入盆中，不致污染床褥）。从胎儿、胎盘和其他附属物娩出到产妇生殖器恢复状态一段时间，除乳房仍有进行性发达以哺育婴儿外，其余皆为退行性变化，称作复旧还原（包括子宫的收缩、内膜的修复、颈口的闭合、阴道皱襞的再现）。此时由于分娩用力与创伤，耗气伤血，产妇身体虚弱，抗病能力不足，较易感染外邪，停留瘀血，性交遗害，食饮损伤，发生异常情况：①三证（血虚中邪发痉，亡血复汗郁冒，丧失津液，肠燥大便难）。②三冲（发热狂呼奔走，谓之冲心；胸闷气急喘逆，谓之冲肺；腹满恶心呕吐，谓之冲胃）。③三急（张璐指呕吐、盗汗和腹泻）。临床常见者，有易发证、发热、恶露不止、缺乳等。

处方遣药时，本着"勿拘于产后"，亦"勿忘在产后"的原则，以扶正培元、照顾气血为先，开郁勿过耗气，消导兼着扶脾，寒不宜太贪温燥，热不可过用寒凉，补不应过于滋腻，解表且忌猛汗，散瘀不要妄行攻逐，采取"祛邪而不伤正，扶正而勿滞邪"的诊疗方法，来"纠偏防弊"。新产之后，为了加速"祛瘀生新"，常用桃仁、炮姜、红花、牛膝、益母草温化活血，促进子宫收缩。超过两周，子宫的创面已逐渐恢复，恶露明显减少，重点选用丹参、当归、泽兰、川芎等以调理冲脉养血为主。诸凡消积、发汗、利水、泻下的药物，不可随便乱投，以免"虚虚"，损伤胃气，使乳汁减少或发生诊疗性遗留的病理情况。俗云："胎前一团火，产后一盆冰。"《产孕集》云："虚寒者十之六七，瘀滞半之，内伤外感又半之。"金元四大家之一的义乌朱丹溪说"产后大补气血为主，虽有杂病，以末治之"，是有一定道理的。

第一节 易发症

产褥期易发证，均发生于分娩后一周之内，可称"产后一周"。虽然为一般临床症状，如果处理不当，同样可以发展成严重疾患。

（一）脉迟

分娩后胎盘循环停止，子宫缩小，产妇无体力活动，经过充分休息，尿量增加，血的容量减少，心脏负担减轻，脉搏跳动转为相对的徐缓，每分钟 60~70 次，甚而有的低至 40~50 次，表现迟脉，一般不予治疗，但应注意药物（柏子仁、熟附子、当归、紫灵芝、石斛、菟丝子、徐长卿、瞿麦、卤碱，能减慢心率；麝香、麻黄、鹿茸、洋金花、茶叶，能加速心率）影响。同时由于腹压降低，横膈下降，呼吸也会变深转慢，每分钟仅 14~16 次。

（二）多汗

产后皮肤功能旺盛，将妊娠晚期体内累积水分的 1/4 从汗腺排出，每当睡眠、初醒、吃饭均出汗，3~5 天可恢复正常，乃生理现象，谓之"褥汗"。若汗出极多，或持续时间过长，"阳不能卫外而为固，阴不能藏精而起亟"，应进行治疗。中医学认为，因分娩失血关系，导致血不化气，气随血耗，卫气无力护摄，肌表不固，毛孔张开，表现稍动即汗，溱溱不断。步前人经验，"救阴不在血，而在津与汗"，而用固表汤：黄芪八钱，山萸五钱，浮小麦一两；加牡蛎一两。并以鲜猪肉 1kg，切块急火清炖，掠去浮油，稍凉，恣意饮之。

（三）阴肿

胎儿降生时，由于扩张、摩擦、挤压关系，外阴部常有不同程度的充血、水肿和擦伤，在 1~2 日内发生疼痛，谓之"产创"。应每日以斩毒箭：麻黄五钱、地丁五钱、甘草五钱；加白蔹一两、马鞭草一两、野菊花一两，水煎揪洗。并注意保持清洁，防止伤口污染，5~7 天可以痊愈。

（四）腹痛

产后子宫腔内已空，壁间血管闭锁和变窄，肌纤维也因缺乏营养而起自溶，宫体逐渐缩小。当自行回缩时，血管缺血，组织缺氧，神经纤维受压，易发生阵发性腹痛现象，一般均能够耐受，称"后阵缩痛"，《妇人大全良方》谓之"儿枕痛"。于 1~3 日内明显，哺乳时更甚，以经产妇为常见（子宫肌纤维部分断裂，弹性消失，收缩时受创面影响，失去初产妇的协调性），尤其是急产者，从分娩发动到结束总共不超过 3 小时之人。轻者不必诊疗，重者宜养血、温中、散瘀、止痛，若下腹部按之转舒，用当归建中汤：当归三钱，桂枝三钱，白芍四钱，炙甘草三钱（白芍与甘草配伍，甘缓酸泄，酸甘化阴，能弛缓子宫的收缩），生姜二钱，大枣五枚。行中有补，化中有生，用山西广泛流传的《傅青主女科·产后篇》生化汤：当归三钱，川芎四钱，桃仁三钱，炮姜五钱，炙甘草一钱；加元胡三钱，香附四钱，木香三钱，红糖一两。

（五）尿少

分娩过劳，阳虚气乏，不能催动尿液下行，停于膀胱。与产程较长，胎头压迫过久，膀胱黏膜水肿、充血，腹压骤然下降，腹壁松弛，膀胱肌肉紧张力减弱有关，容量增大，对内部张力递加不敏感。患者下腹部胀痛，小便困难，易引起泌尿系感染。8 小时以上仍未排尿者（应 4~6 小时 1 次）照"产后护阴而后决利小便"，采取通阳利湿法，用《女科辑要》补气通脬饮：黄芪八钱，麦冬五钱，通草二钱，口服。另以大葱、食盐同炒，取纱布包之，热熨脐部，或用温水熏洗会阴、冲淋尿道周围，刺激膀胱肌肉收缩，解除尿道括约肌痉挛，配合流水声音引尿法，以增强效果。转入正常时，在 2~5 天，尿量显著增加，每日排出之量，可超过 3000ml。

（六）便秘

产后腹压降低，盆腔肌肉松弛，运动减少，肠蠕动变弱，吸收功能增强，加以汗出过多，津液耗损，不能濡润肠道；另外由于会阴裂伤，或肛门痔痛，不敢用力，大便停留时间较长，发生干结，又难以下行（肠内容物的津液降到 50% 时，粪便在肠内就很难向前推进），应忌辛辣，多吃新鲜蔬菜，适当起床活动，并用蜂蜜泡水饮之，即能恢复肠道之"传化物而不藏"。分娩 3 天还无大便，可外以甘油栓、开塞露放肛门中，肥皂水灌肠，内服当归润肠汤：当归五钱，肉苁蓉五钱，首乌五钱，麻仁二钱，枸杞四钱，柏子仁三钱。煎后分 2 次用，4 小时 1 次。若药后无效，按王堉说"譬如布囊盛物，非提其口，则物难下也"，加黄芪三钱、升麻一钱、柴胡一钱。

（七）乳胀

胎儿生下 2~3 天，出现乳胀，有副乳者，腋下表浅的小乳头也有胀意，淋巴结肿大，局部发热，为充血期，与分泌开始乳房静脉、淋巴结郁滞有关。过后则乳汁即大量分泌，转为排乳期，症状消除。重者以鹿角粉三钱，温水冲服，每日 1 次。此时应注意乳房清洁，预防乳腺炎、乳头破裂的发生。若乳头破裂，可暂停哺乳，吸出乳汁，用枯矾一钱、炉甘石一钱、花蕊石一钱，研成细末，麻油调之，涂上（或以《经效产宝》方用丁香为末敷之）外用纱布盖住，再以热毛巾或以白酒、红糖适量，用文火炖开，呈膏状为度，敷在乳头上，1 日 2 次。

第二节　发热

产妇分娩后 24 小时内，白细胞增多（虽然女子月经期、妊娠期均有增多，但在分娩时最明显，有的可高至 34×10^9/L，产后 4~5 日恢复正常），略有低热，一般不超过38℃，乃产程消耗，阴血骤虚、阳易浮动的表现，"阳气者烦劳则张"，大多在两天后消失。若体温上升持续不降，并伴有临床症状，即属病理现象。根据所见，约有四种情况，一为受感冒；二为严重血虚；三为蒸乳；四为产褥感染。

（一）感冒发热

[病因病机] 产后多汗，毛孔开张，卫阳不固，风寒外邪乘虚而入，邪正相争，而致发热。

[主要表现] 头痛、鼻塞、流涕，咳嗽，发热恶寒，四肢酸楚，身上无汗，舌苔薄白，脉浮或紧。

[重点治疗] 戴北山说："有一分恶寒便有一分表证。"按"邪在表者汗而发之"，"体若燔炭，汗出而散"，尤其"未满三日者可汗而已"，予以疏风散寒，在养血的基础上，运用"开鬼门"法（促进血管舒张，汗腺分泌，废物代谢，以排泄毒素，抑制细菌，发散体温，祛除潴留的水分），"因其轻而扬之"，用《合剂局方》四物汤：熟地三钱，炒白芍二钱，当归二钱，川芎三钱，加辛温之品防风二钱、苏叶二钱、羌活三钱。热退后，一般无复燃现象；眉棱骨痛加白芷二钱。身痛加祛邪而不燥风药之润剂秦艽三钱；体温上升不过39℃，药后不见低落，加荆芥穗四钱。根据经验，加生姜二钱以助药力，通卫阳发表散寒、宣肺利气、解郁调中、开胃行痰，收效更好。由于产后关系，过寒过热或过度升发者，均不宜用，如麻黄、桂枝、香薷、牛蒡子、柴胡、薄荷、升麻、葛根、浮萍等，虽能兴奋汗腺而有发汗解热作用，若不符合辨证要求，则可带来"不良之弊"。

（二）血虚发热

[病因病机] 素体阴虚，又加分娩失血过多，阴血遭受严重亏耗，阴不恋阳，阳无所倚，乃浮于外，"正虚似邪"，形成发热。

[主要表现] 身热午后较重（注意正常人一日之中体温上升有三个高峰，一是早饭后1小时左右；二是午饭后1小时左右；三是下午5~7点之间是最高的），一般不超过38℃，有旦轻、午安、夕加、夜甚的情况，面色

潮红，四肢发麻，头晕心悸，舌淡少苔，脉细而数。无恶寒现象。

［**重点治疗**］"损者益之"。叶香岩说："勿见热而投凉，勿因咳而理肺"，补气生血，则阴液渐复，虚火自消，用《合剂局方》四物汤：熟地五钱，当归三钱，白芍三钱，川芎一钱；加党参三钱助气，地骨皮三钱凉血。"劳者温之（温养）"，还可加黄芪五钱，每日吃蛏子肉二两。

［**随症用药**］ 口干舌燥，加麦冬三钱、石斛三钱；出汗过多，加山萸三钱、五味子三钱、牡蛎五钱，稳定"汗血同源"；失眠，加酸枣仁四钱、百合花五钱、夜交藤六钱。低热持续不退，改熟地为生地，加青蒿三钱、白薇三钱、丹皮三钱、银柴胡三钱。

（三）蒸乳发热型

［**病因病机**］ 气机不利，发生郁滞；或因挤压，乳腺管阻塞，乳汁蕴结，积于乳房。由于气血被壅，运行不畅，从而引发发热。

［**主要表现**］ 产后 3~5 日乳房胀痛，并有结块。乳汁点滴而下，流出不畅。失于治疗，热势升高，局部红肿，可以发展成乳腺炎症。

［**重点治疗**］ 消肿散结，"轻可去实"，"因其重而减之"，用《济阴纲目》瓜蒌散：全瓜蒌一两，甘草一钱，生姜一钱，黄酒一两；加山甲珠三钱，王不留行五钱，炒僵蚕三钱，通草三钱，疏利乳腺、通阻下乳。若伴有蒸乳现象者，则用《合剂局方》对金饮子：苍术三钱，厚朴三钱，橘红三钱，甘草一钱，生姜二钱，大枣三枚；加枳实三钱，槟榔五钱，青宁丸一粒。

（四）感染发热型

分娩时碱性羊水冲掉阴道酸性，或使之变为碱性，为病菌居留提供适宜的环境条件。产褥感染，又名产褥热，是一种创伤感染，继而由于接生、手术、消毒不严；衣服沾染；室内灰尘飞扬；助产人员不戴口罩、说话、咳嗽、打喷嚏、飞沫传播；产道损伤，垫纸不洁；本人手指深入阴道；临产前通过性交、盆浴、厌氧性溶血性链球菌、金黄色葡萄球菌、大肠埃希菌以及各种混合病菌，本人气血损伤、消耗过大（为产程延长，失血较多，过度疲劳）、营养不良、胎膜早破，抵抗力不足的情况下，从伤口、开放的宫颈、胎盘附着处，侵入生殖器（胎盘剥离处是一个手掌大的创面，该处有不少瘀血堵住血管，是细菌生长繁殖的良好基地），潜伏 1~3 天发生炎症病变，以溶血性链球菌、金黄色葡萄球菌感染较为严重。可从淋巴系统、血液循环，蔓延到子宫全层、输卵管、卵巢、盆腔结缔组织和盆腔腹膜，甚至引起败血症，为产科四大重病之一。取子宫分泌物涂片检查或培养，可发现该病的菌属。

1. 临床表现

仅会阴、阴道、子宫颈部创面污染，只见局部红肿、硬结、脓性分泌物，甚至伤口裂开，无全身反应。病菌上行，炎症扩散到子宫内膜、子宫周围结缔组织、输卵管、卵巢、盆腔腹膜时，则宫体软大，压痛明显，附件增厚，可触及肿块，腹部膨胀，伴有全身症状。但以子宫内膜炎为多见（厌氧性链球菌感染，主要局限于子宫内膜层）。病情的程度与产妇本身的抵抗力，侵入病菌的种属、毒力、数量和发现早晚有重要关系，"邪气盛则实，精气夺则虚"。

分娩后 24 小时至 10 天（一般在 3~5 日），患者头痛，全身不适，食欲减退，体温超过 38℃，持续 2 天以上，继而寒战、口渴、烦躁，转入高热，体温上升 40℃，热如火燎，扪之灼手，证似"白虎"，舌绛苔黄，脉搏滑数，数分钟可达 120~130 次。下腹部压痛，拒按。恶露增加，黏稠浑浊，色如败酱或像泥土，且有臭味（病菌毒力大和溶血性链球菌感染，下腹部压痛不明显，恶露反而减少，也无臭味）。严重者谵语、神昏、痉厥，并危及生命。

2. 治疗方法

若会阴、阴道、子宫颈局部伤口污染，用《交流方》菊柏汤：野菊花、半枝莲、马齿苋各一两，黄柏五钱，水煎搌洗、热敷，产后 7 天开始坐浴。已出现全身症状，应内服药物清热解毒、活血散瘀，用盆炎清热汤加减：银花一两，公英一两，丹皮三钱，黄柏三钱，薄荷三钱，连翘三钱，桃仁三钱，红藤一两，败酱草一两，益母草五钱。高热稽留不退，加青黛一钱、石斛四钱、鸭跖草二两；身发红疹，加板蓝根一两、犀角（或以水牛角十倍的量代之）二钱；神识不清，用安宫牛黄丸两粒或紫雪丹一钱，以石菖蒲三钱、郁金三钱、远志一钱、天竺黄二钱，煎汤，加竹沥油一支（20ml）化开服下；胸中痞闷，泛漾，恶心，呕吐，加白豆蔻一钱、黄连三钱、竹沥一两；汗多烦渴，欲饮冷水，加石膏一两、花粉五钱、鲜芦根半斤，并喝银花露、西瓜水（天然白虎汤）、甘蔗浆（天生复脉散）、芭蕉根汁。患者取半卧位，两腿分开，以利分泌物和恶露外流，使炎症局限在盆腔低处，如有脓肿形成，则行切开排出。

第三节　恶露不止

分娩之后，从子宫阴道流下少量积血、浊液（残留羊水、坏死蜕膜表面组织、宫颈黏液和细菌等）混合在一起，称作恶露（也称产露）。正常者，恶露之量约500~1000ml（凡不哺乳或手术产后，其量较多，持续时间也长），逐渐减少，颜色由深红（产后7天之内的血性恶露，大部分由血液和坏死之破碎蜕膜合成）转成淡红（产后7~14天的浆液恶露，含少量血液和较多的宫颈黏液分泌物），再变微黄，最后化为白色（分娩14天后的白色恶露，以白细胞及水分为主），稍有腥味，然无臭气，由于子宫内口3周左右关闭，因此通过3周便可排尽。若超过这个时间，红色恶露仍淋漓不断，为子宫复旧不全，称恶露不止，与子宫收缩乏力，感染、胎盘等物残留未下有一定关系。内诊检查：子宫仍大，和收缩情况不符，严重者从腹部压迫子宫，阴道可有出血现象。《胎产心法》云："恶露不止，非为崩漏暴下之多也，由于产后伤其经血，虚损不足，不能收摄，或恶露不尽，则好血难安，相并而下。"迁延日久，气血虚弱，抵抗力下降，永久性子宫增大，导致其他病理变化，虽有月经周期而血量增多，经期延长。在治疗过程中，应明确诊断，以排除恶性肿瘤——绒毛膜上皮癌（绒毛膜上皮癌

50%发生在葡萄胎后，25%发生在流产后，25%发生在正常分娩之后，个别的来自卵巢畸胎瘤）。

（一）气不摄血型

[病因病机] 既往体弱，营养不良，有消耗性疾病，产后出血史，妊娠晚期保胎黄体酮用量过多，时间太久，生育间隔甚密，一孕多胎，羊水过多，巨大胎儿，横臀胎位，产程延长，疲劳伤气，气随血耗，又难以固摄，腹压不足，子宫膨胀，壁肌松弛，收缩无力，肌纤维过度伸展，弹性减弱，血窦不能完全关闭，或者部分血管窦血栓不易形成与形成后又溶解脱落，滥用止痛和镇静药，抑制子宫收缩；劳动过早，冲任二脉不固，胎盘附着处复旧不全，依然流血。在恶露不止中，此种类型最多见，占1/2以上，以经产妇及子宫腔有轻度感染者易于发生。阴道检查：子宫覆盖迟缓，大于正常，颈口还未完全闭合。

[主要表现] 色淡质稀，无臭秽之味，精神倦怠，气短易汗，颜面㿠白，腰膝酸软，下腹部有空坠感，脉虚而弱，口唇、指甲已失去红润的光泽。

[重点治疗] 吴鞠通说："善治血者，不求之有形之血，而求之无形之气。"健脾止血，"下者举之"，用《脾胃论》补中益气汤：黄芪四钱，党参三钱，白术三钱，炙甘草二钱，柴胡一钱，升麻一钱，当归二钱，陈皮一钱，生姜一钱，大枣三枚；加阿胶四钱，鹿茸三分，炒黑的荆芥穗二钱。以黄芪、升麻、柴胡、陈皮升举下陷之气，鹿茸、荆芥升阳，当归养血，党参、白术、炙甘草健脾固气、补益中州；阿胶不仅滋阴，与炒黑的荆芥穗合用还有制止子宫出血的特殊作用。此乃甘温宣化、升补两辅之方。

[随症用药] 红色恶露仍不减少，加三元汤：桂圆一两，莲子五钱，红枣五枚。腹痛有冷者，加艾叶三钱，每日吃猪蹄两只。并以手揉捏乳头，诱其反射性子宫收缩，能取得止血的效果。若恶露不止，患者又发生腰痛的情况，可用《妇科辑要》气血阴阳双补方：党参、当归、黄芪、龟甲、鳖甲、女贞子、杜仲、熟地、续断、补骨脂各三钱，和猪脊骨炖服。

（二）血热妄行型

[**病因病机**]　阳盛之体，产后过服辛燥、温热药物；外邪侵入生殖器，伤阴耗液，酝酿化热，损及冲任二脉，子宫内膜发炎，不仅影响复旧血窦关闭，而且使已栓塞的血窦重新开放，迫血妄行，继续流血。

[**主要表现**]　色红质稠，味臭，时夹脓物。患者口燥咽干，舌绛苔黄，脉搏频数，也可伴有不典型的发热症状。

[**重点治疗**]　张子和说："邪不去扶正亦无益也。"不可拘泥于"产后多虚益补"的论点，清热凉血，佐以解毒，用保阴煎加减：生地黄五钱，丹皮三钱，地榆三钱，黄柏三钱，贯众五钱，阿胶三钱，旱莲草四钱，卷柏三钱。以生地、丹皮、卷柏、地榆凉血，黄柏、贯众清热解毒，阿胶、旱莲草养阴，其中贯众、地榆能较强地促进子宫收缩，他药单味均有止血作用。若邪毒较重，下腹部压痛，还要考虑给予盆炎清热汤，或银翘红酱解毒汤，加以化裁应用。

[**随症用药**]　个人经验，"寒以治热"凉性止血的药物中，丹皮、生地、黄芩、地骨皮、贯众、地榆、青蒿子等味"效强而稳"，针对病情的基础上，应掌握其临床应用。

（三）瘀血滞留型

[**病因病机**]　产时受寒，子宫位置后倾，血行不畅，瘀血内停；分娩第三产程处理不当，过于猛烈挤压子宫，或用力牵拉脐带，使胎盘部分残留（足月胎盘呈扁圆形，一面粗糙，可见许多被浅沟分成的15~20个小叶；一面光滑，覆盖平膜，约18cm×16cm×2.5cm大，重500~600g左右，似胎儿体重的1/6，中央厚，边缘薄，母体面为暗红色，若部分残留未下，能形成胎盘息肉），副叶存在（为一小胎盘，与正常者之间有血管相连），蜕膜剥落不全；子宫脱离，子宫肌肉内神经分布异常，妊娠晚期中毒时肌壁水肿，慢性盆腔炎症，不给婴儿哺乳等，影响子宫回缩，不能压迫血管，创口依然出血，形成瘀血不去，新血不得归经，"血失故道"的病理状态。

[**主要表现**]　所下之血污或黑，夹有血块，淋漓不爽，下腹部疼痛，

按之转甚。舌质暗红、边有瘀斑，脉弦而涩，或沉中有力。

[重点治疗] 推陈致新，温中通滞，用《实验方》山楂汤：当归三钱，川芎三钱，桃仁三钱，艾叶三钱，蒲黄三钱，五灵脂三钱，益母草（茎叶）四钱，山楂一两。以当归、川芎、桃仁、艾叶温运活血，山楂、蒲黄、五灵脂、益母草散瘀止痛，艾叶、山楂、蒲黄、益母草等还对子宫平滑肌有兴奋作用而收止血之效。有人顾虑产后大虚不宜服用，高鼓峰有言："去者自去，生者自生，何虚之有。"

[随症用药] 腹部畏寒，得热则舒，加附子三钱、小茴香二钱；子宫内异物滞留，加《竹林寺女科》破灵丹：红花三钱，苏木五钱，黄酒一两；膀胱经常有残余尿不能排空，影响子宫回缩，小便多次尿量均少，加泽兰三钱、肉桂二钱。另外，用手轻柔按摩下腹部，促进宫缩力增加，帮助挤出所积瘀血等物，获得止血之效。若因旅行不能服山楂汤者，可用商品成药益母草冲剂，每次五钱，日服 3 次。

第四节　缺乳

乳房为分泌、储藏乳汁的器官，形状、大小、功能活动随着发育、妊娠、哺乳而改变，儿童时均不发达，18 岁后转入显著发育，成熟期长到应有的大小和一定形状，妊娠体积进一步增大，末期完全发育成熟，分娩后达于高度。胎儿降生 12 小时分泌乳汁，到 6 个月升为顶峰，每天（日夜）所泌之乳第 1 个月约 500~600ml；第 2 个月约 700~800ml；第 4 个月约 900~1000ml；至第 6 个月时 1000~3000ml，以后即逐渐减少。颜世澄认为，乳汁的优劣，凡银白浓厚形态如玉，有柔和光泽者为好，色黄发稀者营养较差。乳汁系哺育婴儿的唯一食物，促进成长最重要的粮仓，营养丰富，温度适宜，含热量高，具有各种维生素，无细菌及其他物质污染，出生后半年之内，是依靠它来存活的。若乳汁过少，按之始出，不呈喷射状，甚至全无，名叫缺乳，又称"乳汁不行"。不仅常于产褥期发生，而在整个授乳过程中均可出现。一般说，若乳房不充盈无胀痛感属虚证；胀满硬痛者属实证。此外，婴儿吃奶节律性吮吸的诱发冲动，是促使分泌的良好刺激。若喂乳方法不对，也能造成乳汁排出不畅，应予以纠正。治疗期间，凡虚证要增加高蛋白食物（比平常多 1~2 倍）、充足的饮水量、适当的户外活动、8 小时的睡眠时间，禁服阿托品（抑制乳腺分泌）、避孕药、麦角类制剂（抑制催乳素的分泌），过多吸烟，一切通经、消积（麦芽、神曲之类）、逐水（甘遂、芫花之类）、泻下、引血下行以及海藻、昆布、川椒、芍药等，尽可能不用，以防耗伤气血，乳腺萎缩，乳汁分泌更加减少。

（一）气血虚弱型

[病因病机]《类证治裁》云："乳汁为气血所化，源出于胃，实水谷精华也；冲脉隶属于胃，故升而为乳，降而为经。"大便溏泄，水谷不化，脾胃功能低下，运化无力，影响营养物质的消化、吸收、充分利用；饮食太少，异常疲劳，睡眠欠佳（一昼夜中应够 8 小时），生育频繁，分娩出血过多，导致气血耗伤，乳源缺乏。

[主要表现] 乳房柔软，或松弛如袋，乳汁稀薄。逐渐中断，无胀痛感。患者面色苍白，精神倦怠，皮肤干燥，食少便溏，舌质淡而无华，脉搏细弱。

[重点治疗] 傅山说："无气则乳无以化，无血则乳无以生。"健脾为主，促其生化，用生乳丹：黄芪五钱，党参四钱，当归三钱，麦冬三钱，通草二钱，桔梗三钱，猪蹄二只；加葱白三段，丝瓜络三钱，胎盘粉三钱。以党参、黄芪、胎盘补气益血，麦冬养胃生津、滋乳之源，葱白通阳，桔梗宣开引药于上，通草、猪蹄、丝瓜络催泌下乳。偏阴虚者，再加熟地五钱、元参四钱。同时，从程钟龄"药补不如食补"之说，注意日常生活，改善食物营养，每天喝毛鸡酒，吃花生米、桃仁、胡黑芝麻、山药（或零余子）、豆浆、鸡蛋、赤小豆、扁豆、肉骨头与鲫鱼（或短蛸、黄花鱼）、黄豆芽炖汤；或以鲜虾皮（蛏子）去皮打烂蒸熟，用黄酒调服。催吐、发汗、泻下和苦寒之物，都要暂时停止使用。于对证方剂中，根据经验，若

加入肉桂粉一二钱温通血脉，促进循环，宣导百药，则收效更好，民间疗法吃热粥油也有相当的效果。袁了凡说："煮粥饭中有厚汁滚作一团者，此米之精液，食之最能补精。"《本草纲目拾遗》云："滋阴之功胜熟地。"

（二）肝郁气滞型

[病因病机]　精神刺激，情志不舒，或忧郁、焦虑、恐惧、愤怒、悲哀、疼痛、紧张不安等，不能疏泄（类似宣解、调节、催化的作用），气不流畅，因而乳管内塞，阻碍乳汁下行。

[主要表现]　乳房胀满，甚至硬痛，精神抑郁，胸胁不舒，脉弦有力，可伴有发热的情况。常在情绪影响下，突发乳汁不行。

[重点治疗]　重点调气，佐以通乳。不穿过紧的内衣，不带太小的乳罩，用《清太医院配方》下乳涌泉散：柴胡三钱，青皮三钱，当归三钱，白芍三钱，川芎二钱，花粉三钱，漏芦三钱，桔梗二钱，通草二钱，白芷三钱，山甲珠三钱，王不留行三钱，甘草一钱。以柴胡疏肝解郁，青皮行气破滞，漏芦散结，芎、归调血中之气，通冲脉之瘀，白芍柔木养血，花粉滋阴生津，白芷开窍止痛，桔梗功似舟楫，载药上浮，山甲珠、王不留行疏导乳管，有利乳汁下行。另外，以理鬓、梳子的背缘沾上食油，朝乳头方向反复梳之；用湿毛巾热敷乳房，宣发气血，有利"结散邪行，气通液布"，促使乳汁外泄。民间食饵疗法，以治"火气上升，夜少安寐"的黄花菜与猪肝、木瓜同煮，吃菜喝汤，也有一定的疗效。当乳汁排出困难时，注意有瘀块堵住乳腺口（有 15~20 个小口），用针头仔细拨开即通。临床上，凡收敛、固涩药物及炭类止血之品，一律禁止服用。

附：回乳

产妇由于婴儿（从出生到 1 周岁）死亡，本身患有严重疾病（如精神病、贫血、活动性肺结核、严重心脏病等），影响工作和学习，要求不再哺乳者，均可采取减泌回乳的方法，以免乳汁充盈乳房胀痛，发生郁滞性乳腺炎症。在不多见的情况下，尚有一种闭经泌乳综合征，虽停止乳婴，却长期泌乳，不仅发生于产后，甚至见诸不孕的患者，应活血通经，其乳便退。

（1）麦芽煎：炒神曲一两，炒山楂五钱，炒麦芽二两，蝉蜕三钱，木香二钱，车前子三钱。煎成分2次用，6小时1次，连服7天。

（2）浮麦散：浮小麦二两，胡芦巴二钱，八角茴香三钱。每日1剂，分2次用，连服10天。

（3）《济阴纲目》免怀汤：红花四钱，赤芍四钱，当归尾四钱，牛膝五钱；加川芎三钱，益母草三钱。水煎分2次服，6小时1次，连服7天；用贴身的背心或宽布带子紧束乳房。

（4）贴芒硝法：先把两侧乳房挤空，用纱布两块做成布袋，将芒硝500g放入，不要潮湿，贴于两侧乳房上，扎进，捆上带子，24小时湿透（有的过久潮解后风化而干），更换1次，连用5天，限制饮水。乳房胀痛者，以枇杷叶一两、土牛膝三钱，煎服。

（5）乳房发生硬结，红肿较甚，用鲜公英500g捣烂，包敷在患处，24小时更换1次；或者水煎加橘核三钱、鹿角粉三钱，分2次内服。外贴发面（酵母）引子。